암, 반드시 낫는다

수많은 암 환자를 진료한 양한방 협진 안내서

암, 반드시 낫는다

조기용 지음

INTRO

1

암 판정을 받고 선택해야 하는 것들

- 환자에게 맞는 병원을 찾는다.
- 단독 치료보다 협진, 통합치료를 선택한다.
- 의료진에 대한 정보를 체크한다.
- 핵심적인 치료 과정에 대한 설명을 자세히 듣는다.
- 의학 정보에 대한 안목을 키운다.
- 가족의 적극적인 도움과 지지를 받는다.
- 긍정적인 생각으로 최선을 다한다.
- 자신의 질병과 건강에 대해 전문가가 된다.

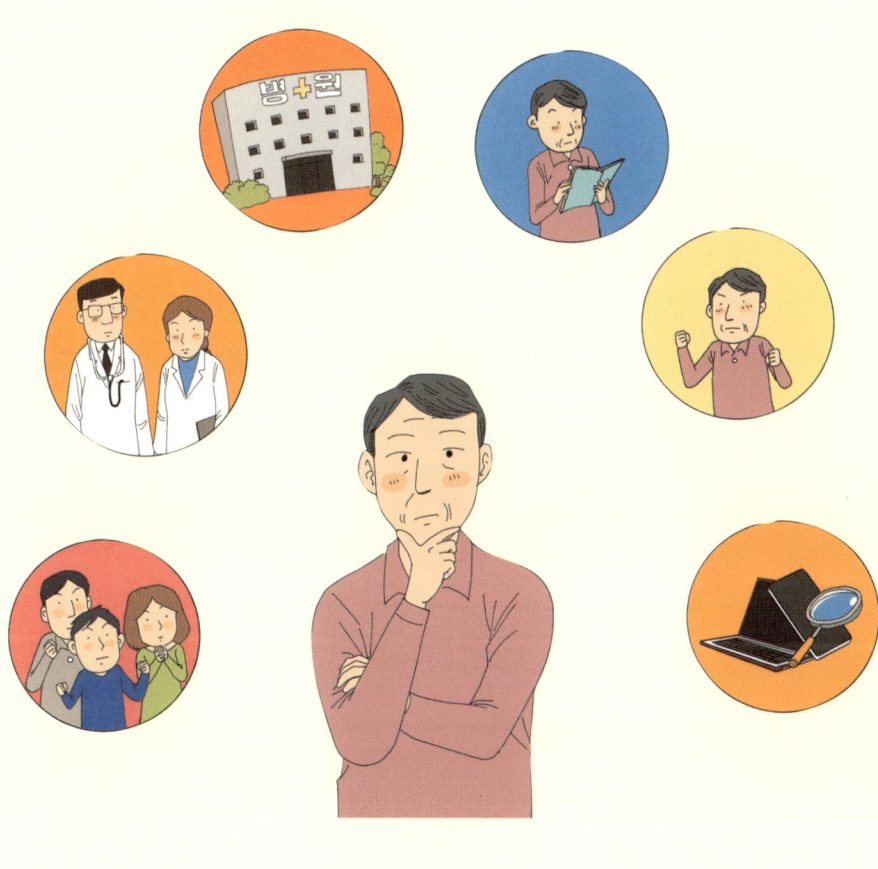

2

갑자기 찾아온 암 앞에서 절망 금지

우리나라 국민 20명 중 1명은 현재 암 유병자
암 발생 증가하지만 5년 생존율도 급격히 증가!
전 세계 주요 국가보다 낮은 사망률
조기 발견과 새로운 치료기술 발달,
면역 관리와 근본적인 치유법을 통해 많은 환자들이
암은 이제 죽음의 병에서 극복 가능한 병으로
근본 개념이 바뀌고 있다.
암, 얼마든지 완치될 수 있다.

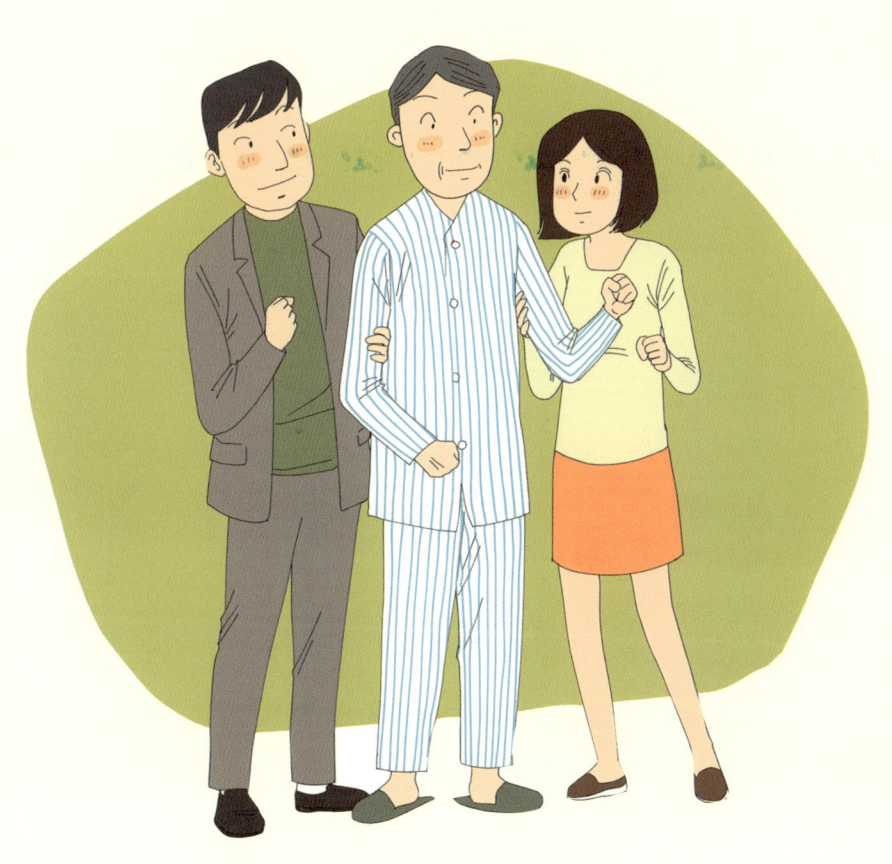

제대로 알아보는 국가 암 통계

- 전 국민의 5%(259만 명)가 암 유병자
- 남성의 암 발생 확률 37.7%(5명 중 2명), 여성의 암 발생 확률 34.8%(3명 중 1명)
- 가장 많이 발생한 암 : 1위 갑상선암(12.0%), 2위 대장암(11.8%), 3위 폐암(11.5%)
- 남성에게 많이 발생한 암 : 1위 폐암(14.7%), 2위 전립선암(14.1%), 3위 대장암(13.3%)
- 여성에게 많이 발생한 암 : 1위 유방암(21.8%), 2위 갑상선암(18.8%), 3위 대장암(10.0%)
- 전립선암, 췌장암 등 고령층에서 발생하는 암 증가
- 최근 5년(2018~2022) 암 환자 5년 생존율: 72.9%
- 암 환자 10명 중 7명 이상이 5년 이상 생존
- 2001~2005년과 비교할 때 생존율 18.7%p 증가
- 생존율이 가장 높은 암: 갑상선암(100.1%), 전립선암(96.4%), 유방암(94.3%)
- 우리나라 암 사망률은 10만 명당 77명으로, 주요 국가 대비 낮은 수준
- 특히 위암, 대장암은 주요 국가 중에서 매우 높은 수준의 생존율 기록

출처 : 2022 국가암 등록통계, 대한민국 정책브리핑(www.korea.kr)

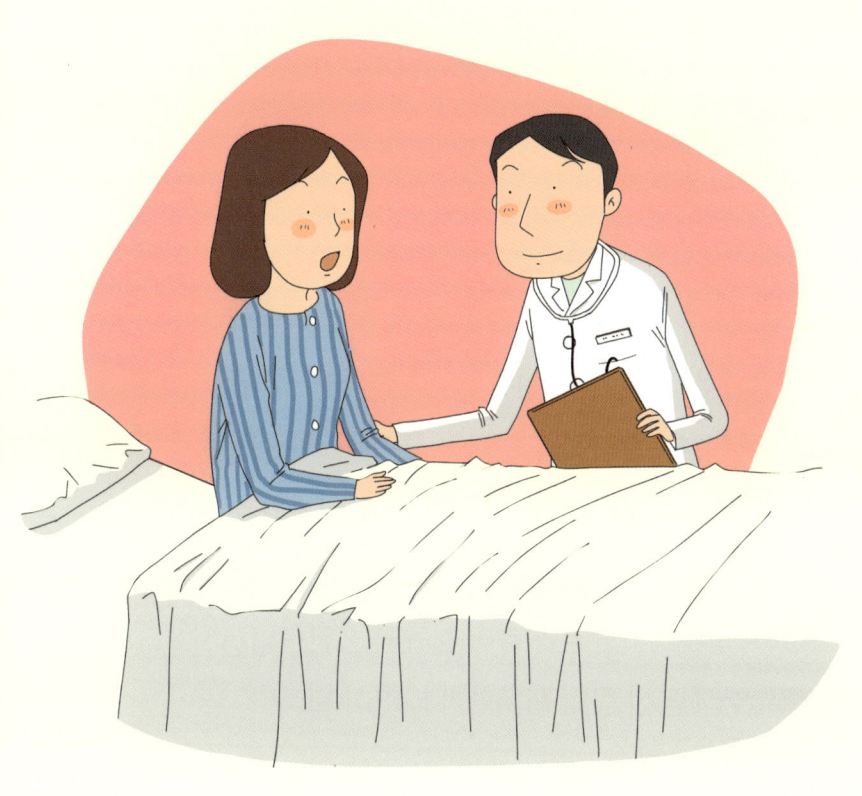

3

제대로 알아야 암을 이길 수 있습니다

암을 아는 것은 당신의 몸을 아는 것!

암 판정을 받은 환자와 보호자가 빠지기 쉬운
잘못된 함정 두 가지 :
첫째, 의사에게 과잉의존하고 한 가지 치료법만 맹신하기.
둘째, 모든 의학을 극단적으로 거부하기.

그러나 암을 이기기 위해서는 암에 대해 제대로 공부해야
합니다. 검사결과지와 처방약 성분표, 최신 논문,
임상 약물, 양방과 한방, 현대의학과 대체의학,
약의 작용과 부작용, 대안적 치료 방법의 장점과 한계점,
암이 발생하는 원리와 암이 치유되는 건강법까지,
이제부터 당신 몸의 전문가가 되어야 합니다.

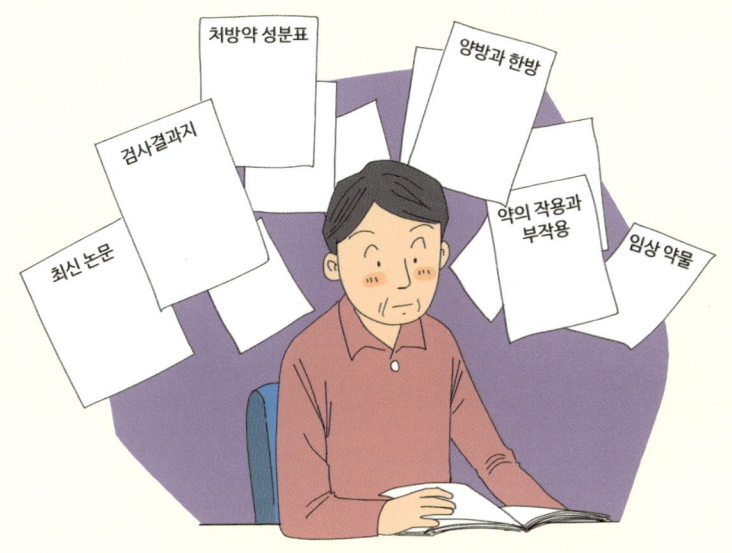

암을 아는 것은 당신의 몸을 아는 것입니다.

잘못된 정보는 걸러낼 수 있어야 하고
한쪽으로 치우친 정보는 균형을 잡아야 합니다.
증상을 없애는 것보다
원인이 무엇인지 파악할 수 있어야 합니다.
건강에 대해 제대로 아는 순간부터 암 치유는 시작됩니다.

4
치료에 대해 긍정적인 생각을 가져야 합니다

스트레스와 불안이 암을 키웠듯이
평안과 긍정적인 마음이 암을 물리칠 수 있게 해줍니다.
암 치료를 통해 나을 수 있다는 확신,
암으로부터 완치될 수 있다는 확신,
건강한 삶을 되찾을 수 있다는
긍정적인 확언과 확신이 무엇보다 필요합니다.

암을 치료한다는 것은
이제까지 내 몸을 공격했던 유해한 요소를 없애고
건강의 근본을 바로잡는 여정과도 같습니다.
내 몸의 면역 시스템을 바로잡는 것,
내 몸의 구조와 형태와 흐름을 바로잡는 것,

몸속을 정화하고 순환을 원활히 하는 것,
유해한 환경으로부터 벗어나는 것,
암 치료는 건강을 향한 삶의 새로운 여정이 될 수 있습니다.
긍정적인 마음을 잃지 않아야 암을 이길 수 있습니다.
웃고, 호흡하고, 명상하고, 자연을 가까이하면서
오늘에 감사하고, 내일에 대한 희망을 가져보세요.
이제부터 시작입니다.

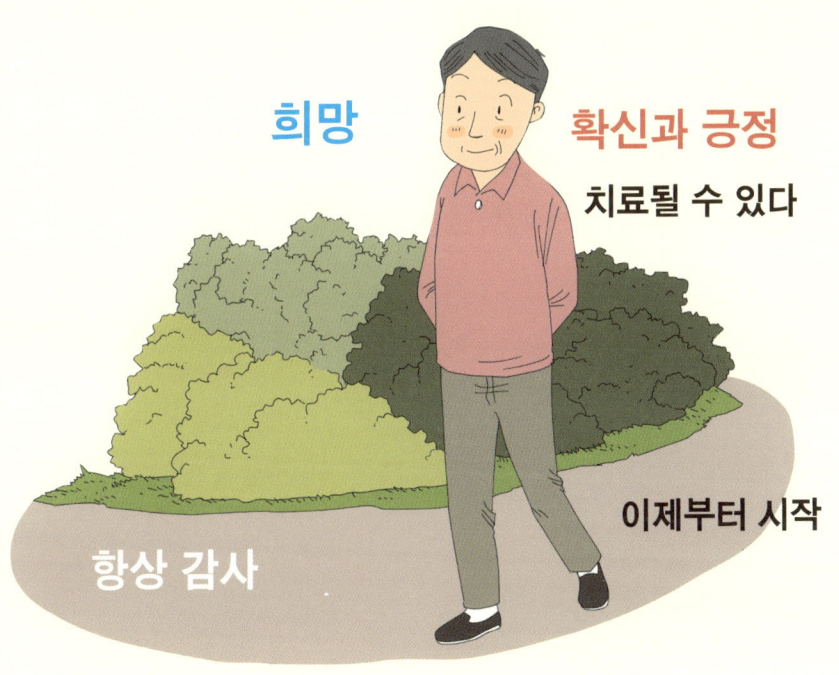

5

치유의 여정에서 당신은 결코 혼자가 아닙니다

암 판정을 받았을 때 당신은
크게 놀라고 절망했을지도 모릅니다.
주변은 그대로인데 나 혼자만 병에 걸렸다고
생각했을지도 모릅니다.
그러나 암 치유의 여정에서 당신은 결코 혼자가 아닙니다.
현대인이라면 누구나 살면서 한 번 이상 걸릴 수 있는 암은
높은 유병율 만큼이나 생존율도 높아졌습니다.

알고 보면 당신 주변의 누군가도 암에 걸렸거나,
지금 치료 중이거나, 암에 걸렸다 완치한 경험을 갖고
있습니다. 수많은 인터넷 커뮤니티와 SNS에서
암 치유의 여정을 함께 하고 있는 동료들이
당신과 함께할 것입니다.

가족과 친구들, 주치의와 전문 의료진,
암 치유의 전문가들, 암 완치 유경험자들에게
도움을 청하고 손을 내밀어보세요.
정확한 정보를 구하고 함께 공부하세요.
당신에게 필요한 것을 기꺼이 나눠줄 수 있는 이들이
있을 것입니다.

**그리고 당신도 암이 완치된 후,
또 다른 이들에게 손을 내밀어주세요.
이제부터 그 길을 함께 가면 됩니다.**

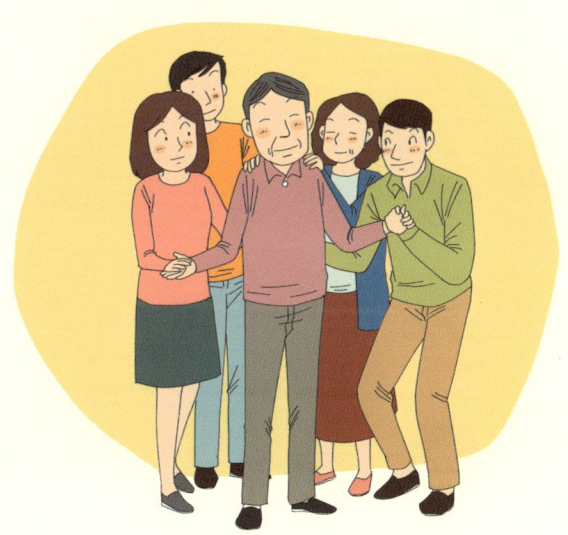

소우주 한방병원의
협진 프로그램과 진료 개요

1. 집중케어

| 추나요법
도포요법
청장요법
간, 신장 해독
고주파 온열요법
약침요법
식이요법 | ➡ 통증 관리 ➡ 통증으로부터 자유 |

2. 집중 치유 프로그램 개요

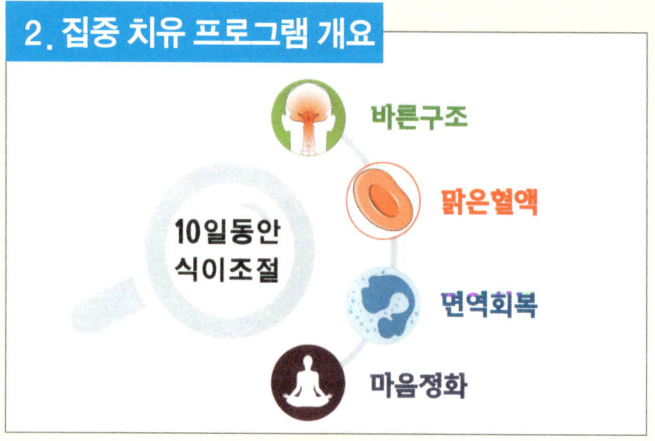

- 10일동안 식이조절
- 바른구조
- 맑은혈액
- 면역회복
- 마음정화

7

진료 전 내 몸에 독소가 얼마나 쌓여 있는지 체크가 중요합니다

인체는 살아가기 위하여 수많은 생화학 반응을 일으킵니다. 이 과정에서 유해산소, 일산화탄소, 황산, 인산, 요산 등의 유독물질이 발생합니다. 또한 오염된 공기, 수많은 화학제품을 직·간접적으로 접하면서 중금속과 화학물질 등이 체내에 쌓입니다.

신체 기능이 원활하여 이러한 유독물질이 밖으로 이상 없이 배출된다면 건강에 문제가 없겠지만 **해독이 되지 않은 채 체내에 남아 있으면 세포를 파괴하고 암 등의 각종 질병을 유발하게 됩니다.**

독소 배출이란 유독물질의 분해와 배출을 촉진시켜 인체 내의 환경을 쾌적하게 만들어 주는 것입니다. 이를 통해 정상 세포의 파괴를 막아 몸의 기능을 정상화시켜 주어야 합니다.

⇒ 다음 장에서는 체크 리스트를 통해 몸속의 독소 축적 여부를 자가진단해볼 수 있습니다.

1. 늘 피곤하다. ☐

2. 눈이 침침하고 소화가 잘 안 된다. ☐

3. 어지럽고 코피가 잘 난다. ☐

4. 잇몸에서 피가 나고 헛구역질을 한다. ☐

5. 얼굴, 가슴, 손, 발 등에 반점이 생긴다. ☐

6. 눈, 손톱, 피부에 황달이 생긴다. ☐

7. 음주를 자주 하며 가끔 폭음을 한다. ☐

8. 약을 오랫동안 복용하고 있다. ☐

9. 이유 없이 체중이 감소하거나 증가한다. ☐

10. 당뇨, 고혈압 등 생활습관병이 있다. ☐

11. 조루증 등 성 기능이 떨어진다. ☐

12. 지방간 또는 간 경화가 있다. ☐

13. 전신 비만 또는 복부 비만이다. ☐

14. 다리가 붓거나 헛배가 부른다. ☐

15. 옆구리 또는 어깨 결림 현상이 있다. ☐

16. 명치 아래 우측 부분이 가끔 뜨끔거린다. ☐

17. 특정한 음식에 대한 알레르기 반응이 있다. ☐

18. 구취가 나고, 방귀나 대변에서 독한 냄새가 난다. ☐

19. 변비 또는 설사 등 배변이 불규칙하다. ☐

20. 위가 더부룩하거나 소화불량이 자주 발생한다. ☐

21. 몸 여러 부분이 바뀌어가면서 자주 쑤신다. ☐

22. 늘 피곤하고, 기운이 없고, 머리가 띵하고, 빈혈 증상이 있다. ☐

23. 스트레스에 약하고, 면역력이 떨어지고, 졸음이 잦다. ☐

24. 피부 트러블, 발진, 종기, 여드름, 뾰루지, 두드러기 등이 일어나고 아토피 또는 알레르기 체질이다. ☐

25. 만성 퇴행성질환이 있다. ☐

26. 눈이 맑지 않고, 얼굴이 깨끗하지 않다. ☐

27. 비위가 약하고, 멀미를 자주 한다. ☐

☞ 만약 위 목록 중 10~15개 항목 이상이 해당된다면 청혈요법을 통해 체내의 독소를 해독하는 것이 좋습니다.

들어가며

왜 암은 치료될 수 있는가?

암 완치의 길은 결국 환자 자신에게 있다

현대의학을 흔히 첨단의학이라고 부르기도 하지만, 아직까지 인류에게 암은 두려운 난치병이자, 정복하지 못한 질병으로 불리고 있습니다. 또한 암의 원인과 치료에 대해서도 수많은 연구 결과가 있어 왔지만 서양의학 관점에서 암을 완전히 극복하는 길은 여전히 요원해 보이기도 합니다.

암을 비롯한 많은 중증 질환, 난치성 질환의 가장 큰 원인은 생활환경에서 접하는 유해 물질, 그리고 몸과 마음의 그릇된 습관에서 시작되는 경우가 많습니다.

현대를 살고 있는 그 누구도 환경오염이나 일상 속 유해 물질로부터 완전히 자유로울 수는 없기 때문에, 우리 몸은 지금 이 순간에도 해로운 것들에 오염되고 있습니다. 또한 자연을 거스르는 생활습관과 식습관, 몸의 습관, 마음의 습관으로 인해 자신이 이미 병든 줄도 모른 채 하루하루 살아가기도 합니다.

암을 치료했지만 왜 자꾸 재발할까요?

그 결과 암 발병율은 세계적으로 증가하고 있지만, 서양 현대의학에만 의존하는 치료법으로는 암을 완전히 뿌리 뽑기는커녕 치료과정에서 더 큰 병을 얻고 재발과 악화를 반복하게 됩니다.

암뿐만 아니라 고혈압, 당뇨 등 생활습관병이나 아토피, 천식 등 난치성 질환들을 치료하는 과정에서 병명 자체, 증상 자체의 제거만을 목표로 두고 시술이나 약물에 절대적으로 의존하다 보면 몸은 점점 더 질병에 걸리기 쉬운 상태로 악화되어 갑니다.

암을 극복하기 위해서는 원인을 정확히 파악해야 하고, 원인을 바꾸기 위해 환경과 습관을 바꿔야 하며, 각자 몸 상태에 맞는 치료법을 적용함으로써 암세포 제거가 아닌 암을 물리칠 수 있는 몸을 만들어야 합니다.

건강의 원리를 알고 실천하면 누구나 나을 수 있습니다

저는 그동안 수많은 암 환자와 난치병 환자를 만나며, 암을 극복하고 건강을 되찾은 분들을 보아왔습니다.

대형 종합병원에서도 더 이상 방법이 없다며 포기할 정도로 병증이 심각했으나 우리 병원에 와서 꾸준히 치료한 후 놀라울 정도로 회복한 환자들이 많습니다. 그야말로 기적의 사례로 보일 수 있으나, 몸을 부분이 아닌 전체로 보는 한의학의 원리로 바라보면 결코 기적만은 아님을 알 수 있습니다.

그래서 저는 암은 무서운 질병이 아니라 반드시 극복할 수 있고 나을 수 있는 병이라고 말할 수 있게 되었습니다.

왜냐하면 환자 개개인의 몸을 살피면 병의 원인을 찾을 수 있고, 병의 원인이 생기지 않도록 변화시키는 치유의 해법도 결국은 환자에게 있기 때문입니다. 암의 발병 원인을 환자에게서 찾을 수 있는 것처럼, 암을 치유할 수 있는 해답도 결국은 환자 자신에게 있습니다.

암은 누구나 걸릴 수 있습니다

병원에서 암 진단을 받고 나면 사망선고를 받은 것처럼 절망하고 좌절하거나, '힘들게 살아왔는데 왜 이런 무서운 병까지 걸려야 하는지' 억울해하기도 합니다.

그러나 이제 암은 반드시 죽음에 이르는 병이 아니며, 암 판정이 삶의 끝을 선언하는 것도 아닙니다. 오히려 암은 지금까지의 삶에서 당신의 몸을 위해 무엇을 소홀히 했는지, 그리고 앞으로 어떻게 해야 건강한 삶을 회복할 수 있는지를 알아볼 수 있는 터닝포인트가 될지도 모릅니다.

암은 우리와 공존하고 있습니다

이제부터라도 생활습관과 식습관, 주변 환경, 마음가짐을 변화시키기면 더 이상 암의 재발이나 악화 없이, 고통스러운 항암 후유증 없이 잘 살아갈 수 있습니다.

한의학에서는 병을 '없앤다', '고친다'고 하지 않고 '다스린다'고 표현합니다. 종양을 제거하고 암에 걸린 부분을 죽이는 것이 암 치료의 전부가 아닙니다. 진정한 암 치유는 오히려 그 다음부터라 할 수 있습니다.

암을 극복할 수 있다는 강한 믿음을 가지고, 몸의 자세를 올바르게 만들고, 몸속의 피를 맑게 정화하며, 면역력을 바로잡고, 음식을 올바르게 먹는 습관을 가진다면, 당신은 반드시 암으로부터 자유로워지고 건강하고 행복한 삶을 영위할 수 있습니다.

소우주 한방병원 조기용 원장

이 책의 구성

1장 — 암 치료의 핵심

왜 암 환자들은 대부분 관절과 몸이 틀어져 있을까요? 왜 피가 탁하고 세포가 망가져 있을까요? 수술과 항암치료, 방사선 치료를 반복하면서 지긋지긋한 치료를 받아온 많은 환자들은 왜 암이 또다시 재발하고 전이되기를 되풀이할까요? 암을 극복하기 위해 암의 발병과 치료의 핵심 원리가 무엇인지부터 제대로 파악해야 하는 이유를 서술합니다.

2장 — 통합적 의학으로 나아가는 전 세계 의료진

서양의학과 현대의학에 따른 난치병 치료에는 한계가 있음을 알게 된 후, 전 세계 의료진들은 동서양 통합의학을 발달시키기 위한 길을 모색하고 있습니다.

한의학에서도 과학적인 방법론과 의료 도구들을 활용하는 것처럼, 서양의학에서는 사람의 몸을 전체성으로 바라보는 동양의학 및 한의학의 원리를 접목하는 것이 21세기 의학계의 방향이라 할 수 있습니다.

3장 – 암을 낫게 하는 핵심 요법의 실제

소우주 한방병원에는 암 환자들을 위한 독특한 프로그램들이 개개인 맞춤형으로 마련되어 있습니다. 암 치료의 핵심은 틀어진 몸의 구조를 바로잡고 해독으로 피를 맑게 하여 세포를 재생시킴으로써 환자 자신이 원래 가지고 있던 면역력과 자가치유 능력을 되살리는 것입니다. 이를 위해 적용하게 되는 프로그램 핵심 요법들을 구체적으로 소개합니다.

4장 – 사례로 보는 체험인

소우주 한방병원에서는 그동안 수많은 암 환자들과 난치병 환자들을 케어하며 놀라운 기적을 보아왔습니다. 어떤 분들은 절실하고 진심 어린 마음으로 치료를 성실히 받으며 건강을 회복하게 되었고, 또 어떤 분들은 치료 후 다시 잘못된 생활습관이나 그릇된 치료법으로 되돌아갔다가 소우주 병원을 다시 찾기도 하였습니다. 그중 특별한 체험 사례들을 선별하여 수록하였습니다.

5장 — 무엇이든 물어보세요

소우주 한방병원에서의 암 치료 원리 중 환자들이 가장 궁금해하는 핵심적인 질문들을 모았습니다.

6장 — 언론에 소개된 소우주 한방병원 조기용 박사

오랜 시간 동안 환자들을 돌보며 언론에 소개된 소우주 한방병원 조기용 원장에 대해 소개된 언론 자료를 담았습니다.

차 례

INTRO
  1. 암 판정을 받고 선택해야 하는 것들 • 008
  2. 갑자기 찾아온 암 앞에서 절망 금지 • 010
  3. 제대로 알아야 암을 이길 수 있습니다 • 014
  4. 치료에 대해 긍정적인 생각을 가져야 합니다 • 016
  5. 치유의 여정에서 당신은 결코 혼자가 아닙니다 • 018
  6. 소우주 한방병원의 협진 프로그램과 진료 개요 • 020
  7. 진료 전 내 몸에 독소가 얼마나 쌓여 있는지 체크가 중요합니다 • 021

들어가며 왜 암은 치료될 수 있는가? • 024
이 책의 구성 • 028

 1장 암 치료의 핵심

  01 암 환자 대부분은 몸의 구조가 틀어져 있다 • 036
      아하 그렇구나! 내 몸이 보내는 건강 이상 신호 • 038
  02 두개골과 턱관절을 이해해야 하는 이유는? • 039
      이거 알아요! 치아 부정교합이 만병의 근원 • 041
  03 몸의 골조와 근골에 문제가 있다 • 044
  04 암 치유의 목적은 몸의 재건에 있다 • 046
  05 치료의 첫 단계는 틀어진 몸을 바로잡는 것이다 • 048

06 암을 일으키는 요인은 무엇인가? • 050
07 병원의 암 치료가 오히려 치유를 저해하는 이유는 • 052
　이거 알아요! 암과 부교감신경의 관계성이 치료의 핵심 • 056
　아하 그렇구나! 당신의 건강에 해로운 음식 21가지 • 058
08 해독을 통해 혈액을 정화하고 노폐물을 배출한다 • 059
　이거 알아요! 암 치유에 핵심적인 4가지 해독 방법 • 062
09 치료에 대한 지나친 맹신은 치유를 방해한다 • 066
　이거 알아요! 암 치료에 대한 허점과 문제점은 무엇인가? • 069

2장 통합적 의학으로 나아가는 전 세계 의료진

01 서양의학의 발전과 오늘날의 의학 • 072
　이거 알아요! 약초와 해독에 대한 관심 • 075
02 미국 의료계의 새로운 트렌드 • 076
　이거 알아요! 몸이 아플 때 먹으면 좋은 음식 • 079
03 인도의 고전 의학 아유르베다와 접목 • 080
04 자연으로 돌아가자는 일본의 생태주의 의학 • 083
05 한의학의 본거지 한국 • 087
　이거 알아요! 동서양 통합의학으로 난치병 치료의 새로운
　　　　　　　지평을 열고 있는 글로벌 의료진 • 089

3장 암을 낫게 하는 핵심 요법의 실제

01 양생법 • 094
　이거 알아요! 구조적인 문제는 골격계통을 보는 것 • 097
02 턱관절 교정 • 103
03 추나요법 • 110
04 청혈요법, 청장요법 • 113
05 온열요법 • 117

06 두시요법 • 119
07 풍욕 • 120
08 도포요법 • 125

4장 사례로 보는 체험인

01 6년간의 함암치료 끝에 만난 체험인 • 128
02 오랜만에 약을 끊을 수 있게 되다 • 131
03 말기 암의 고통으로부터 희망을 찾았어요 • 135
04 몸의 조화를 되찾을 때 건강도 회복된다 • 139

5장 무엇이든 물어보세요 • 143

6장 언론에 소개된 소우주 한방병원 조기용 박사 • 159

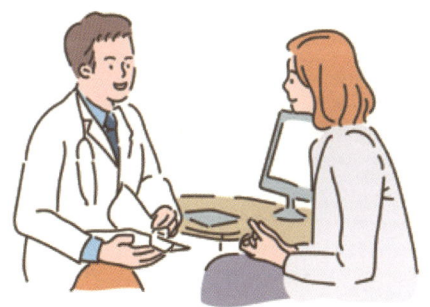

1장

암 치료의 핵심

01 암 환자 대부분은 몸의 구조가 틀어져 있다

질병의 근본 원인

질병은 어디에서 오는가?

그리고 모든 질병 중에 아직까지도 인류가 가장 무서워하는 암은 왜 발생하는가?

흔히 암이라고 하면 암세포만 국한해서 생각하기 쉽다.

그러나 암을 포함한 모든 난치병은 하루 아침에 갑자기 발병하지 않는다.

몸 밖의 환경과 몸 안의 시스템에 장기간 문제가 발생했을 때 필연적으로 병이 생긴다. 특히 뇌와 턱관절, 척추 등 몸의 구조가 흐트러지면 만성질환이 발생한다.

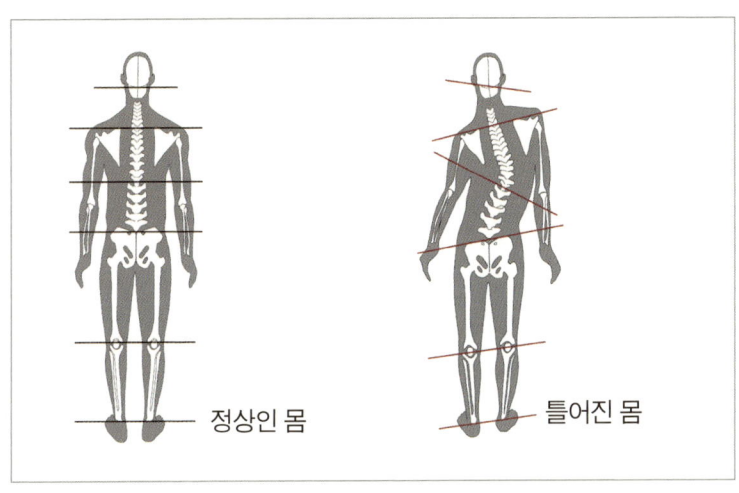

정상인 몸   틀어진 몸

암은 대부분 몸의 구조 이상에서 발병한다

암 환자나 중환자, 난치성 질환자를 살펴보면 대부분이 턱관절, 목뼈 1번과 2번, 두개골의 변형과 이상이 두드러지게 나타난다. 구조 문제가 기능 장애를 불러와 세포가 변형되면서 질병의 원인이 된 것이다.

이를 치료하기 위해서는 병의 원인을 없애고 질병의 진행 과정을 반대로 돌려야 한다. 즉 어긋난 구조를 제자리로 돌려놓고 잘못된 습관과 행동을 고쳐야 병이 사라진다. 더불어 철저한 양생법을 고수하면 얼마든지 회복될 수 있다.

 턱관절을 교정해 구조가 올바르게 교정되면 뇌에 혈액 공급이 원활해지고 순환과 대사가 잘 이루어진다. 또한 뇌에서 만들어진 뇌척수액과 뇌하수체 호르몬이 목뼈를 잘 거쳐 신경을 타고 원활하게 몸을 순환하고 팔다리와 오장육부의 기능이 제 역할을 하게 되어 몸 전체가 건강해진다.

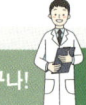

아하 그렇구나! 내 몸이 보내는 건강 이상 신호

1. 입술 갈라짐 : 철분, 비타민C 부족 → 육류, 케일, 두부 섭취 권장
2. 피부 가려움, 건조증 : 비타민A 부족 → 연어, 브로콜리, 녹차 섭취 권장
3. 가늘어진 모발 : 철분, 비타민C 부족 → 레몬, 키위, 붉은 강낭콩 섭취 권장
4. 불면증 : 마그네슘, 칼슘 부족 → 두부, 우유, 바나나 섭취 권장
5. 비염 : 비타민B, 비타민C 부족 → 검은콩, 생강, 홍삼, 양파 섭취 권장
6. 근육 경련 : 칼슘, 마그네슘 부족 → 우유, 멸치, 시금치 섭취 권장
7. 다크서클 : 철분, 비타민C 부족 → 연어, 양배추, 당근, 키위 섭취 권장
8. 여드름 : 비타민A 부족 → 녹차, 아보카도, 요거트, 연어 섭취 권장

02 두개골과 턱관절을 이해해야 하는 이유는?

우선, 뇌 기능이 정상적으로 작동해야 한다

몸의 구조란 1차적으로는 골격 전체를 말한다. 그중에서도 두개골, 턱관절, 목뼈 1번 및 2번이 두뇌와 직접적인 관계가 있는 중요한 구성요소다.

두개골은 15종 23개의 뼈가 합쳐진 복잡하고 신비로운 구조를 갖고 있다. 이 조각들은 일정하게 고정된 것이 아니라 1분에 평균 9회 정도 미세하게 움직이며 숨을 쉰다. 이런 두개골 구조에 문제가 생기면 뇌 기능이 현저하게 떨어지고, 그로 인해 내부 장기들 또한 기능에 혼선을 겪게 된다.

턱관절은 귓구멍 바로 앞에 위치하고 있다. 음식을 씹거나 하품을 하는 등 입을 벌릴 때 움직이며 벌어지는 부분이다.

턱관절은 아주 약해서 작은 힘에도 탈골될 수 있다. 음식을 먹으려고 입을 벌리다가, 딱딱한 것을 씹다가, 하품을 하다가 문제가 생기기도 한다.

특히 한쪽으로만 음식을 씹거나, 영구치를 발치하여 결손이 생겼거나, 치아 한쪽이 많이 닳아 치아의 높이가 달라진 경우에도 턱관절 이상이 생긴다. 유년기에 이런 일이 발생하면 턱관절 좌우 균형이 틀어져 비대칭 상태로 고정된다. 부정교합 때문에 치아 위아래가 정상적으로 맞물리지 않아 턱관절에 이상이 생기기도 한다.

치아스트레스증후군과의 연관성

치과 의사인 엘리드 폰더 박사는 자신의 평생에 걸친 임상경험을 근거로 하여 '치아스트레스증후군(Dental Distress Syndrome, DDS)' 이론을 정립했다.

그는 치아의 부정교합이 육체 스트레스 및 질병의 주된 요인임을 밝히면서, 틀어진 치아로 인해 신경계와 내분비계에 악영향을 끼친다고 하였다. 치아 문제를 바로잡으면 각종 통증성 질환, 소화기질환, 호흡기질환, 피부질환 등 다양한 질병의 근본적인 원인을 제거할 수 있다는 것이다.

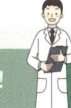

이거 알아요! 치아 부정교합이 만병의 근원

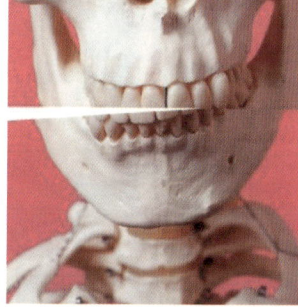

출처 : 조선일보

치아 부정교합이 심각해지면 턱 주변 얼굴과 목 주위 근육에

스트레스가 생기고 그 결과 근육통, 신경통, 척추 이상 혹은 만곡증 등의 증상이 생긴다.

이 모든 증상이 치아스트레스증후군에 해당되는데, 음식을 한쪽으로만 씹거나 딱딱한 음식을 즐겨 먹을 때, 심한 스트레스를 받아 이를 악물거나, 자면서 이를 가는 버릇이 있을 때도 발생할 수 있다.

입을 벌리거나 다물 때 턱관절에서 뚝 소리가 나는 경우가 있는데, 이는 관절이 눌려 관절판(디스크)이 앞쪽으로 밀리면서 인대가 늘어나 부었기 때문이다. 이를 방치하면 관절염이 되어 턱의 변성을 가져오고, 이것이 다시 턱관절을 손상시키고 주변 근육에 경련을 일으키며 통증을 동반한다. 또한 그 경련은 턱관절과 주변 근육뿐만 아니라 목, 어깨, 두개골, 등으로까지 이어져 몸 전체의 구조와 기능에 이상을 일으킨다.

척추와 면역계는 긴밀한 관련을 갖고 있다

척추는 경추(목뼈)와 흉추(등뼈), 요추(허리뼈), 천추(엉치뼈), 미추(꼬리뼈) 모두를 일컫는다.

뇌와 척추는 하나로 연결되어 있어서 중추신경계가 이 척추를 관통하게 된다. 이 척추와 척추 사이에는 '추간판'이라는 것이 있는데, 추간판은 우리가 몸을 지탱하고 허리를 굽히거나 움직이는 데 중요한 역할을 한다.

그런데 몸 구조가 어긋나 척추가 휘거나 기울면 추간판이 압박을 받아 통증을 느끼게 되는데, 이를 흔히 디스크라고 부른다.

디스크가 생기면 통증만 있는 것이 아니라 중추신경계까지 영향을 받아 말초신경이 막혀 뇌가 장기, 사지와 소통하기 어려워진다. 그 결과 면역 체계가 부실해지고 호르몬과 뇌척수액 교환도 힘들어진다.

뇌와 턱관절이 우리 몸을 관장하는 수뇌부라면, 척추는 우리 몸을 받치는 기둥과 같다. 기둥이 튼튼하고 반듯해야 집채인 몸이 건강할 수 있다. 척추와 추간판이 제자리에서 벗어나 어긋나 있으면 디스크뿐만 아니라 척추 만곡, 호흡곤란, 불임, 장질환, 변비, 류머티즘, 불면 등 수많은 질병이 발생한다.

03 몸의 골조와 근골에 문제가 있다

인체 구조 불균형과 뇌 활동 부진

인체의 기관 중에서도 뇌는 인체 기능을 관장하는 총수로서 뇌 활동에 장애가 생기면 수많은 병이 생겨난다.

원활한 뇌 활동을 방해하는 가장 큰 요소가 바로 인체 구조의 불량이다. 턱관절이 비틀어지고 척추가 휘면서 혈류와 기의 원활한 흐름이 막혀 뇌에도 무리가 발생하는 것이다.

그래서 암 치료는 인체 구조를 이해하고 몸 전체를 교정하여 바로잡는 것에서 시작된다.

두개골이 반듯해야 몸이 건강하다

흔히 쓰는 장롱을 생각해보자. 처음 공장에서 만들어질 때는 아무 이상 없던 장롱도 이사를 다니고 방바닥 기울기가 비뚤어진 곳에 오래 있으면 문짝이 틀어지고 서랍이 제대로 열리거나 닫히지 않는다.

그럴 때 종이를 접어 옷장 다리를 받쳐 기울기를 조절하면 문짝도 잘 닫히고 서랍도 여닫는 데 문제가 없어진다. 우리 몸도 마찬가지이다.

이걸 모르고 엉뚱하게 병의 증상에만 초점을 맞춰 치료하는 것은, 문짝이 틀어졌다고 대패질만 하고 끝내는 것과 다르지 않다. 급하게 처리하면 당장은 대충 쓰겠지만 근본 원인은 고치지 못했으므로 대패질한 쪽이 너무 낮아져 결국은 장롱을 버리게 될 것이다.

인체도 마찬가지다. 눈에 보이는 병증만 치료하면 치료를 끝내고 난 후 더 중한 병이 재발하고 더 큰 문제가 생긴다.

04 암 치유의 목적은 몸의 재건에 있다

종양만 없애는 것은 치료의 끝이 아니다

암 판정을 받은 직후, 환자들은 크나큰 두려움을 느낀다. 마치 사형선고를 받은 듯한 공포와 절망을 호소하는 경우도 있다.

그러다 보니 하루라도 빨리 암세포와 종양을 제거하기만 하면 다 해결될 것처럼 생각한다. 실제로 서양의학에 근거한 대부분의 현대의학에서는 암세포를 없애고 공격하는 것이 치료의 주된 목적이다.

그러나 한의학에서는 암을 비롯한 질병을 제거의 대상이 아니라 '다스리는' 대상으로 바라본다. 암을 없애기만 하면 문제가 해결되는 것이 아니라, 몸 전체의 구조와 균형, 몸속과 혈관 속의 노폐물과 독소 제거, 영양분과 면역체계의 균형, 신체 건강과 심리 건강의 조화, 환경 요인의 변화 등 다양한 요소들을 함께 다루어야 진정한 치유가 가능하다고 본다.

암 치유의 진짜 목적은?

만약 몸속에서 1센티미터 크기의 암세포 덩어리가 발견되었다면, 그것은 최소한 10년 이상 증식해온 세포라는 뜻이다. 그리고 암세포 증식이 시작되기 훨씬 전부터 몸의 균형이 깨져 있었다는 증거와도 같다. 따라서 암 치유의 진짜 목적은 암세포만을 없애는 데 그치지 않는다. 암세포 죽이기에 급급할 것이 아니라 암세포가 활성화하지 못하게 하는 몸의 구조와 시스템을 재건하는 것이 진정한 암 치유의 목적이다.

암을 비롯한 온갖 난치병과 중병의 원인으로 작용하는데도 사람들이 흔히 놓치고 살아가는 것이 바로 턱관절의 불균형으로 인한 뇌 기능 이상이다.

만성적으로 달고 사는 두통이나 불면증, 불안증, 만성피로, 목과 어깨의 통증 등의 증상들은 그 근원을 살펴보면 치아와 턱관절, 턱뼈, 척추의 불균형에서 출발하는 경우가 많다.

이 상태가 지속되면 신경계와 내분비계, 면역계, 근육과 골격계의 문제가 만성화되고, 그 결과 암을 비롯한 난치병으로 발현한다.

05 치료의 첫 단계는 틀어진 몸을 바로잡는 것이다

틀어진 몸은 질병의 온상

암 치료의 첫 단계는 자기 몸의 구조가 균형이 잘 잡혀 있는지 확인하고, 부정교합을 교정하는 것이다.

집을 지을 때 주춧돌과 뼈대, 골조를 바로 세우는 것이 가장 중요하듯, 병을 치료하는 데에도 핵심 구조부터 바로잡는 것이 반드시 필요하다.

인체 구조, 특히 턱관절과 척추가 흐트러지면 뇌 기능이 부진해지고 몸 전체의 균형이 깨진다. 뇌의 정상적인 활동에 문제가 생기면 다양한 질병으로 이어진다.

암도 이렇게 균형이 깨진 몸에서 더욱 발생하기 쉽다. 턱관절과 척추가 틀어지면서 혈류와 기의 흐름이 막히게 되니, 온갖 질병이 발생하지 않을 수 없게 되는 것이다.

암 치유의 근간은 몸의 균형 잡기

증상을 일시적으로 줄이기, 문제가 생긴 부위를 없애거나 공격하기, 약물치료로 원인이 아닌 결과만을 억제하기 등 현대의학의 한정된 방식으로는 암을 비롯한 난치성 질환을 다스리는 데 분명히 한계가 있다.

암을 다스리는 관점에도 변화가 필요하다.
암의 근원과 근본을 다스리고 변화시켜야만 암으로부터 자유로워질 수 있다. 한의학에서 강조하는 몸과 마음의 조화, 몸 내부 구조의 균형, 즉 몸속의 균형을 바로잡는 것이 암 치료의 근간이 되어야 한다.

06 암을 일으키는 요인은 무엇인가?

과로와 스트레스

현대인에게 과로와 스트레스가 만병의 근원임을 모르는 사람은 없을 것이다. 과로와 스트레스는 우리 몸의 교감신경을 극도로 긴장시킨다. 그러면 실제로 혈액 속 적혈구가 파괴되어 서로 엉겨 붙는 현상이 나타난다. 그 결과 혈액순환에 문제가 생겨 심장과 뇌에 영양분 공급이 어려워져 심근경색 등이 발생한다.

또한 혈중 활성산소가 많아져 세포 분열이 빠른 속도로 진행되는데, 세포 재생이 지나치게 빨라질수록 암 발생 빈도도 높아진다. 위와 장, 폐, 유선 등 체내에서 세포 분열이 활발한 부위일수록 암이 흔히 발생하는 것을 알 수 있다. 이러한 상태가 장기간 지속될수록 세포 증식 유전자에 문제가 생기면서 암이 발병한다.

또한 심리적인 스트레스를 많이 받을수록 부신피질 호르몬 분비가 촉진되고 교감신경이 항진되어 혈액 속의 과립구가 증가하고, 조직이 파괴된다. 그 결과 혈액순환과 면역력에 문제가 생겨 결국 암에 이르는 것이다.

약물 남용

한국인의 약물 남용은 이미 다양한 건강 문제를 야기하고 있다. 두통약을 포함한 소염제, 진통제, 그리고 항생제를 필요 이상으로 복용하는 경향이 있는데, 이들 약물은 체내의 프로스타글란딘(prostaglandin : 생체 내에서 합성되는 호르몬 물질로, 체액 속에 분포하며 몸의 기능을 제어하는 생리작용을 함)을 억제하는 작용을 한다.

프로스타글란딘은 통증을 느끼게도 하지만, 교감신경을 억제하는 작용도 한다. 따라서 이를 억제하는 약물을 많이 복용할수록 교감신경이 과도하게 활성화됨으로써 활성산소와 과립구가 증가하여 세포 조직이 파괴되는 것이다. 활성산소 증가와 세포 조직 파괴는 암세포 생성을 가속화한다.

증상을 억제하는 현대의학의 각종 대증요법과 약물에 의존하는 치료는 결국 교감신경과 세포 활동의 비정상을 지속하게 만들어 암의 원인으로 작용한다.

07 병원의 암 치료가 오히려 치유를 저해하는 이유는

암 치료가 암을 만드는 원리

현대의학에서는 암 치료를 위해 수술, 항암제, 방사선 치료를 필수적으로 꼽는다. 이 치료들은 암에 걸린 환자들은 무조건 받아야 하는 것으로 알려져 있다.

특히 수술을 통해 암 부위를 제거하고, 항암제를 통해 그리고 방사선을 통해 암세포를 죽이는 것이다. 암의 종류와 진행 정도, 환자의 상태에 따라 조금씩 달라지기는 하나, 이 세 가지 치료법의 공통점은 암세포를 공격하거나 없애는 것이라는 점이다.

문제는 이러한 치료법은 암도 죽이지만 혈액 속의 임파구도 함께 죽인다는 것이다. 그 결과 혈액 세포를 만들어내야 할 골수의 작용도 억제하며, 적혈구와 혈소판을 함께 감소시킨다. 방사선 치료를 하면 암 조직을 파괴하지만 건강한 세포 조직도 파괴한다. 즉 암 치료를 진행할수록 신체 면역력은 떨어진다는 것이 가장 치명적인 맹점이다.

암이 재발하는 의외의 이유

항암제는 암세포와 정상 세포를 구분하지 않고 죽이는 약이다. 특히 항암제는 건강 회복을 위해 필요한 정상적인 세포도 함께 죽이는 작용을 하는데, 골수에서 생성되는 혈액 세포, 소화기관의 세포, 모근의 세포 등 증식이 활발한 세포일수록 직격탄을 맞는다.

그 결과 정상적으로 생성되어야 할 건강한 백혈구와 혈소판이 감소한다. 암 치료시 겪는 각종 부작용은 이 때문에 나타난다.

특히 면역력 저하는 항암제의 가장 대표적인 부작용으로 꼽힌다. 교감신경의 항진으로 임파구가 감소한 상태에서 발병하는 것이 암인데, 항암제는 이 임파구를 더욱 감소시키는 역할을 한다. 교감신경을 억제하는 호르몬인 프로스타글란딘 생성도 함께 감소하여 오히려 암에 걸리기 쉬운 체내 환경을 만든다.

교감신경이 긴장하면 암세포를 공격하는 세포의 기능도 줄어든다. 항암제를 쓰면 쓸수록 일시적으로 암세포는 줄어들지만 암이 재발하기 쉬운 몸으로 변하는 것이다.

건강한 세포 생성도 방해하는 암 치료

방사선 치료도 원리는 비슷하다.

암 부위에 방사선을 쏘여 암세포를 죽이는 것이 방사선 치료의 기본 원리다. 그런데 방사선은 암을 죽이기도 하지만 건강한 세포의 세포막도 파괴하여 체내의 조직을 광범위하게 죽이는 작용을 한다.

조직이 파괴될수록 교감신경의 긴장도는 다시 높아진다. 동시에 임파구가 감소하며 면역력이 떨어지는 현상이 순차적으로 발생한다.

방사선을 조사한 암세포는 파괴될지 몰라도, 암세포 외에 건강한 정상 조직들도 함께 파괴함으로써 암 재발에 취약한 몸 상태로 만든다. 각 장기의 조직이 약해지고 면역이 떨어져 순환기 장애, 권태감, 점막 파괴로 인한 피부 궤양, 구역질 등의 다양한 증상이 동반된다.

완전한 치료는 결과 제거가 아닌 원인 제거에 있다

병에 걸렸다는 것, 특히 암에 걸렸다는 것은 몸의 조화와 균형이 깨진 상태라는 뜻이다. 몸이 안팎으로 불균형하고 부조화스럽다는 뜻과 같다. 몸의 균형도 근본적으로 깨진 상태일 뿐만 아니라 마음의 조화도 무너진 상태이기 때문에 심리적으로도 장기간 불안하거나 스트레스가 많았을 수 있다.

몸속의 균형이 깨진 상태는 혈액 속 혈구를 통해서도 살펴볼 수 있다. 암 환자나 만성질환 환자들의 혈액을 살펴보면 혈구의 모양이 찌그러졌거나 서로 엉겨 붙어 떠져 있는 것을 확인할 수 있다. 건강하지 않은 혈액, 스트레스로 가득한 마음, 구조적으로 좌우가 틀어진 골격은 모든 암 환자와 난치성 질병 환자들의 특징적인 상태이다.

그러므로 암을 치료하기 위해서는 병 자체만 보지 말고 몸 전체를 보아야 한다. 균형과 조화가 깨져 암세포가 자라나게 된 몸이 다시 균형과 조화를 찾도록 해야 암을 치료할 수 있다.

암과 질병은 드러난 결과일 뿐이다. 결과 이전에는 반드시 원인이 있다. 결과만 제거하는 것이 아니라, 그 원인을 근본적으로 바로잡는 것이 진정한 치료이자 치유이다.

이거 알아요! **암과 부교감신경의 관계성이 치료의 핵심**

한의학을 비롯한 대체의학에서는 자율신경의 균형, 즉 교감신경과 부교감신경의 균형을 중요시한다. 치료의 목적도 이 균형에 있다.

교감신경이 지나치게 긴장해 있는 사람은 부교감신경을 자극하여 활성화시키고, 반대로 부교감신경이 긴장해 있는 사람은 교감신경을 적절히 자극하는 것이 치료의 핵심이다. 교감신경과 부교감신경의 균형이 살아나면 인체 면역력도 높아진다.

암이 발생했다는 것은 그동안의 삶의 방식에 있어 교감신경이 과도하게 긴장되는 생활 패턴이 장기간 지속되었다는 뜻이다.

따라서 암을 치료하기 위해서는 부교감신경의 작용을 활성화시켜야 한다. 부교감신경을 자극하면 임파구가 증가하면서 면역력이 정상화되어 암세포를 소멸시키는 자생력도 증가한다.

암 치료의 열쇠는 부교감신경에 있다

부교감신경은 혈관을 확장하여 배설과 분비를 원활하게 하는 역할을 한다. 부교감신경을 활성화시키는 치료에는 침술 요법을 비롯한 다양한 요법들이 있다. 침술 치료를 받은 후 몸이 따뜻해지고 소화나 배설이 잘 되는 것은 부교감신경이 살아났다는 신호이다.

부교감신경이 활성화되고, 긴장되어 있던 교감신경이 억제되면 활성산소와 과립구가 감소하고 임파구가 증가하여 암과 싸울 수 있는 몸 상태를 만들 수 있다.

풍부한 식이섬유 섭취와 적당한 운동도 부교감신경의 작용을 되살리는 역할을 한다. 식이섬유는 장의 연동운동을 활발하게 해주고 장이 활발하게 움직일수록 부교감신경도 우세해진다. 뿐만 아니라 장내 유산균 등 유익균을 증가시켜 체내 활성산소를 배출하고 제거하는 데 도움이 된다.

암을 치유하는 데 있어 가벼운 운동이 반드시 필요한 이유도 부교감신경과 관련이 있다. 숨을 헐떡일 정도의 과도한 운동은 교감신경을 자극하지만, 가벼운 운동과 호흡은 부교감신경을 자극한다. 암 환자는 대개 교감신경이 과도하게 활성화된 상태이므로, 부교감신경을 자극하는 심호흡도 치유에서 매우 중요하다.

깊은 호흡은 교감신경의 긴장을 줄이고, 혈액순환을 촉진하며, 심박수를 줄여준다. 특히 들이마실 때 배가 나오게 했다가 내쉴 때 배가 들어갈 만큼 숨을 토해내는 복식호흡을 자주 하는 것이 부교감신경 자극에 도움 된다.

〈암 치유를 돕는 부교감신경 활성화 방법〉
- 침술 요법
- 깊은 호흡(심호흡, 복식호흡)
- 가벼운 유산소운동
- 식이섬유와 유산균 섭취

아하 그렇구나! 당신의 건강에 해로운 음식 21가지

1. 식물성 오일 : 염증을 유발
2. 인공 감미료 : 장 건강에 해로움
3. 가공육 : 암 위험 증가와 관련
4. 마가린 : 트랜스 지방 함유
5. 설탕이 많은 씨리얼 : 혈당 급등
6. 씨드 오일(식물성 기름) : 호르몬 균형 방해
7. 다이어트 소다 : 체중 증가 유발
8. 전자레인지 팝콘 : 독성 화학 물질 포함
9. 흰빵 : 필수 영양소 부족
10. 패스트푸드 감자튀김 : 유해한 기름 사용
11. 캔디 바 : 과도한 설탕
12. 풍미 요거트 : 숨겨진 설탕 다량 함유
13. 에너지 드링크 : 심장에 부담
14. 포장 스낵 : 방부제 과다
15. 그래놀라 바 : 건강식으로 보이나 오해 소지
16. 단백질 바 : 중증 가공 정크푸드
17. 양식어류 : 독소 및 항생제 포함
18. 스포츠 음료 : 인공 염색료 및 설탕
19. 야채 칩 : 실제 채소가 아님
20. 과일 주스 : 사실상 액상 설탕
21. 대두 제품 : 호르몬 균형 방해 가능성

08 해독을 통해 혈액을 정화하고 노폐물을 배출한다

암세포에 대항할 수 있는 몸 만들기

암세포는 누구에게라도 생길 수 있으며 지금 이 순간에도 당신의 몸속에는 암세포가 생기고 있다.

그러나 건강한 인체는 암세포의 증식을 막아주는 면역 시스템을 가지고 있다. 그래서 몸의 구조와 면역의 균형을 갖추고 있다면 암을 얼마든지 자가 치유를 할 수 있다.

몸속에서 암세포가 발생하면 어떤 일이 일어날까?

일단 백혈구의 일종인 킬러세포(NK세포)와 대식세포 등 강력한 면역세포들이 활동하면서 외부에서 들어온 바이러스 등 이물질과 암세포를 닥치는 대로 먹어치우거나 파괴하는 일을 한다. 또한 헬퍼T세포가 암의 급격한 증식을 방어하면서, 인터페론이라는 항체를 분비해 대식세포의 활동성을 높여주는 역할을 한다. 이들 세포들은 암세포를 파괴하는 무기와도 같다.

이처럼 우리 몸의 면역 시스템이 정상적으로 작동하기만 하면 몸속에 암세포가 생기더라도 더 이상 증식하지 않고 사라지는 것이다.

암에 걸렸더라도 생활습관 변화를 비롯한 근본 원인의 제거를 통해 체내 면역시스템이 정상적으로 작동하도록 한다면, 병원에서 하라고 하는 3가지 치료를 하지 않았는데도 암이 자연 치유되는 경우를 볼 수 있다.

몸속의 균형 바로잡고 정화하기

문제는 기존의 해로운 생활습관과 잘못된 식습관, 환경을 변화시키지 않고, 무엇보다도 틀어진 몸의 구조를 바로잡지 않은 채 암을 치료하려 한다는 점이다. 기존의 잘못된 체내 면역 시스템과 몸의 구조로는 암세포에 대적하기가 점점 어려워진다. 면역세포가 더 이상 암세포를 막아내지 못하면 빠른 속도로 암세포가 증식하게 된다.

조화와 균형이 깨진 신체를 바로잡기 위해서는 턱관절과 척추의 균형을 잡아야 한다. 더불어 몸속에 축적된 유해물질을 배출하는 해독(디톡스)을 통해 혈액을 정화하고 노폐물을 배출해야 한다. 이를 통해 체내 환경의 균형도 되살리는 것이 중요하다.

암세포가 자라나고 있는 몸은 곧 독소와 노폐물이 이미 가득한 몸이다. 따라서 암세포에 대적할 수 있는 면역 시스템을 회복하기 위해 해독 과정을 병행하는 것이 좋다.

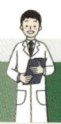

| 이거 알아요! | 암 치유에 핵심적인 4가지 해독 방법 |

암세포는 정상 세포가 돌연변이를 일으킨 것이다. 일상생활에서 접하는 각종 화학물질과 과도한 동물성 단백질이 건강한 정상 세포의 유전자를 변이시켜 돌연변이 세포를 만들고, 돌연변이 세포가 암세포를 유발한다.

따라서 암과 난치성 질환, 만성질환의 원인을 근본적으로 제거하기 위해서는 체내 독소를 배출하는 과정을 반드시 거쳐야 한다. 그래야 본래의 자연치유력을 되찾을 수 있으며, 신체의 자연치유력을 되찾아야 암의 발병 및 재발을 근본적으로 방지할 수 있다.

문제는 우리가 일상에서 늘 독소에 노출되어 있다는 점이다. 화학물질과 미세먼지, 가공식품 등 유해 독소들은 한번 쌓이면 자연적으로 배출되기 어려우며, 독소가 쌓이면 면역체계와 호르몬의 균형이 깨져 다양한 질환의 원인이 된다. 가장 흔한 만성피로부터 암까지, 독소는 만병의 원인으로 작용한다.
따라서 암을 비롯한 각종 난치병과 대사성 질환을 개선하기 위해서는 부위별로 독소를 배출하는 것부터 시작해야 한다.

1. 간을 통한 해독 방법

우리 몸에서 독소 배출 기능을 담당하는 장기가 간이다.
그러나 잦은 술자리, 매연, 중금속 등 갖가지 독성 환경으로 간이 지쳐가고 있어 해독 능력이 떨어지게 된다.

간의 떨어진 해독 능력을 회복시키기 위해서는 체내에 축적된 오염물질과 발암물질, 중금속 등 수많은 독소를 제거해야 한다. 이런 독소 제거를 위해 간접 간 해독 관장을 하게 되는데, 관장에 사용하는 약물 중 특정 성분이 관장을 통해 순환계로 흡수된 후 문맥을 통하여 간으로 이동, 간의 전이효소를 자극하여 담관을 열어주며 간 속에 활성화 되지 않은 담즙의 배출을 돕고 몸속의 독소를 제거한다.
그리고 직접 간 해독은 간에 담관, 쓸개, 총담관, 췌담관, 췌관내 쌓여있는 담석과 기생충 노폐물을 대변으로 배출하는 것이며 회복에 많이 도움이 된다. 이에 암 환자는 여러 번 주기적으로 해주면 좋다.

2. 신장을 통한 해독 방법

신장은 우리 몸에서 하수구 기능을 한다.
노폐물이 제때 배출되지 않으면 신장의 기능이 떨어지면서 노폐물이 쌓여 신장 결석이 생길 수 있고 세균 및 기생충의 서식처가 된다.
세균과 기생충은 신장 세포를 파괴하거나 조직 괴사를 일으켜 신장 기능을 완전히 망가뜨릴 수 있다. 나아가 신장에 쌓인 독성 물질들은 다른 장기와 면역 기능에도 문제를 일으켜 고혈압, 당뇨, 신경통, 관절염 같은 질환의 원인이 된다.
이러한 질환을 예방하기 위해 신장의 결석을 없애고 독소가 쌓이지 않도록 신장 해독을 해야 한다.

3. 대장을 통한 해독 방법

대장 속에 숙변이 많아 독소가 쌓이면 늘 피곤하고, 머리가 아프거나 소화가 안 되고, 신경질적이 되며, 생리불순, 천식, 알레르기, 치질 등을 일으키는 원인으로 작용한다.
숙변이 유해 가스를 만들어 혈관을 압박하면 혈압이 오를 수 있으므로, 평소에 혈압이 높다면 특히 숙변 제거에 신경을 써야 한다.

숙변을 없애려면 섬유소가 많은 음식을 먹고 물을 충분히 마시는 게 좋으며 장 마사지, 걷기나 달리기 등의 운동을 꾸준히 하는 것이 좋다. 하지만 이미 장 속에 숙변이 많다면 '단식' 과 '관장' 을 통해 장 속을 깨끗이 비워줘야 한다.

4. 피부를 통한 해독 방법

피부는 각종 외부 독소로부터 신체를 보호하며 체온 조절 및 호흡을 통해 노폐물을 외부로 배출하는 기능을 담당한다.
피부를 통해 해독을 하기 위해서는 각 개개인의 상태를 고려해야 하는데, 환자 상태에 맞게 처방한 한약재를 배합한 뒤 피부에 부착하여 독소가 직접 배출되도록 도와줄 수 있다.

중증 대사 장애로 인해 독소 배출이 잘 안 되거나 통증과 염증이 심한 환자에게 적용했을 때 빠른 시간 안에 작용하여 피를 맑게 하고 통증을 완화시켜준다. 그리고 냉·온욕과 풍욕도 병행하면 많은 도움이 된다.

09 치료에 대한 지나친 맹신은 치유를 방해한다

현대의학이 놓치고 있는 것

암 진단을 받은 환자들의 대부분은 제일 먼저 공포와 두려움으로 인해 시야가 좁아지고 절실해진다. 그래서 현대의학의 치료법만을 지나치게 맹신하는 경우가 많다. 병원의 의사가 제안하는 기본적인 3가지 암 치료법을 반드시 따라야 하는 것으로 알고 절대적으로 의존하게 된다. 암 판정 자체가 너무 무섭기 때문이다.

그러나 과학적인 근거가 명확하다고 주장하는 서양의학에는 가장 치명적인 맹점이 있다. 인간 본연의 자연치유력과 신체의 균형 있는 건강에 대해서는 관심을 기울이지 않는다는 점이다.

현대의학에서 암 투병을 할 때 수술과 항암제, 방사선으로 몸 전체의 건강이 돌이킬 수 없이 악화되어 오히려 암에 더 잘 발병할 수 있는 상태가 된다. 이것이 현대의학 관점에서의 암 치료의 제한점이다.

암 진단은 사망선고가 아니다

암을 제대로 치료하기 위해서는 암이 무엇인지, 치료과정이 어떤 원리로 이루어지는지, 자신에게 적합한 방법이 무엇인지를 체크하고, 심사숙고해야 한다. 현대의학에서 제안하는 치료과정의 장단점을 고려하고, 다양한 대안들도 탐색해야 한다.

암세포를 제거하기만 하는 데서 한 발 더 나아가 암으로부터 치유되기 위해서는 우선 암 진단을 사망선고로 받아들이지 말아야 한다. 현대의학의 제한된 치료법만을 만병통치약인 것처럼, 혹은 유일무이한 해결책인 것처럼 생각하는 것은 주의해야 한다.

암 치료는 당신 인생의 터닝 포인트

암은 건강에 대한 우리 몸의 신호이다. 그동안의 생활방식, 식습관, 살아온 환경, 몸의 구조, 몸속의 체계를 완전히 바꿔야 한다는 일종의 경고와도 같다.

따라서 암을 극복하기 위해서는 그동안의 생활 패턴을 완전히 바꾸고, 자율신경계의 불균형을 바로잡고, 면역을 정상화시키기 위해, 그리고 몸을 바로잡기 위해 무엇이 필요한지를 찾아야 한다.

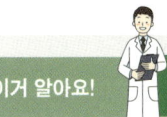

이거 알아요! 암 치료에 대한 허점과 문제점은 무엇인가?

현대의학의 가장 큰 문제점은 질병의 증상에만 초점을 둔다는 점이다. 그래서 암 치료에 있어서도 암세포를 제거하고 없애는 것만을 중요시한다.

암세포는 일반적인 건강한 세포가 자연스럽게 거쳐 가는 생성과 사멸의 주기가 고장이 난 세포를 말한다. 암세포는 무한 증식을 하는 데다 매우 빠른 속도로 증식하는 특징이 있다. 또한 산소가 결핍된 부위나 염증 부위, 체온이 정상보다 낮아진 부위에서 특히 잘 증식하는 것도 암세포의 특징이다.

암 치료를 위해 현대의학에서는 해당 부위를 수술로 제거하거나, 세포를 공격하는 방법을 사용한다. 이는 암의 결과만을 제거하는 방법으로, 근본적인 원인을 없애는 방법은 아니다.

근본 원인을 바꾸는 것이 아니기 때문에 수술과 항암 후에도 얼마든지 암세포가 다시 자랄 수 있으며, 항암제나 방사선으로 인해 몸의 면역체계가 무너진 후에는 더욱 암에 취약해져 재발 확률이 높아진다.

즉 현대의학에서의 암 치료 방법은 암의 원인을 그대로 둔 채 암세포 혹은 종양을 처치하는 데 국한된 방법이라 할 수 있다.

그래서 현대의학의 문제점을 지적하는 많은 전문가들은 암세포를 없애는 데 급급할 것이 아니라 먼저 암이 발생하기 쉬운 환경과 원인 자체를 바꿔야 한다고 입을 모은다. 각자 개개인의 몸 상태를 고려하여 균형을 회복할 수 있는 치유법을 공부하고 선택해야 한다.

2장

통합적 의학으로 나아가는 전 세계 의료진

01 서양의학의 발전과 오늘날의 의학

히포크라테스부터 파스퇴르까지

서양의학의 시조로 일컬어지는 기원전 5세기의 의사 히포크라테스는 인체가 지수화풍(地水火風) 흙, 물, 불, 공기의 네 원소로 이루어져 있으며 이에 상응하는 흑담즙, 점액, 황담즙, 혈액의 조화가 유지되어야 건강한 것이라고 하였다.

이후 중세 유럽에는 지역에 따라 서유럽의 라틴 의학, 아라비아 의학, 비잔틴 의학이 발달하였으며, 14세기부터는 해부학과 외과의학이 급속도로 발전하였다. 17세기에 현미경이 발명된 후에는 미생물과 세포에 대한 연구가 본격적으로 이루어졌고, 19세기에는 세포병리학과 세균학이 빠른 속도로 발전하면서 오늘날 현대의학의 토대가 되었다.

면역 개념의 발전

19세기 생물학자 클로드 베르나르는 질병이란 병균(박테리아, 바이러스)에 의해 야기되는 것이 아니라, 침입자와 맞서 싸우는 능력을 잃은 인체의 내부 환경 혹은 염증 때문에 야기된다고 하였다.

이 염증 상태에 따라 건강 여부가 달려 있다는 것이다. 해로운 독소는 염증이 많은 환경에서 더 잘 퍼지고 활동한다. 똑같은 바이러스가 침투해도 어떤 사람은 스스로 잘 회복하는 반면, 염증이 많고 면역력이 약해진 사람은 자가 치유를 하기 어렵다. 바이러스는 스스로 방어를 하지 못하고 약화된 인체 내에서 더 신속하게 퍼지기 때문이다.

파스퇴르는 이 개념에서 한 발 더 나아가 세균학 이론을 주창한 유명한 학자이다. 그는 질병의 원인을 세균에서 찾고 탄저병과 광견병 백신을 개발하는 등 항생제 개발에 공헌하였다.

서양의학의 명과 암

병균과 질병의 개념, 병균에 감염되지 않으려면 위생을 유지해야 한다는 것, 인체의 면역 시스템이 중요하다는 것 등 오늘날 우리가 익숙하게 알고 있는 건강 개념이 유럽의학의 발전과 함께 오늘날까지 이어져 오고 있다.

그러나 외과 수술 기술, 병리학, 공중보건, 예방의학, 약물치료 등의 발전으로 눈부신 성과를 이룩한 서양의학은 20세기를 지나며 명백한 한계도 드러내었다. 그것은 바로 인간의 건강과 질병의 개념을 하나의 전체로 보지 못하고 부분으로만 보았다는 점이다.

암을 비롯한 난치병 환자들이 경험하는 약물치료의 수많은 부작용, 완치 판정 후에도 반복되는 재발, 삶의 질 저하 등이 그 예이다.

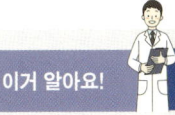

이거 알아요! 약초와 해독에 대한 관심

면역과 해독 이론에 근거하여 스페인에서는 식물성 천연 해독 제품을 만드는 데 관심을 기울였다. 한 예로 스페인의 천연 건강제품 제조 기업인 소리아나투랄에서는 식물에서 유래한 디톡스 제품을 개발하여 건강산업에 큰 반향을 일으켰다. 소리아나투랄에서 개발한 디톡스 제품은 십자화과 식물인 '큰키다닥냉이'에서 추출한 성분으로 만들었는데, 이 식물은 놀라운 세포 해독 기능을 갖고 있는 것으로 알려졌다.

스페인 등지에서 자생하는 큰키다닥냉이는 본래 수천 년 전부터 약초로 사용된 식물로 고대 그리스의 약학자 디오스코리데스의 저서에도 언급되었다. 이 식물이 독소로 인한 다양한 질병, 특히 암이나 퇴행성질환에 효과적이라는 것을 밝혀내고 디톡스 제품으로 개발한 것이다.

이 식물은 독소 배출을 활성화시키고, 독소가 세포에 축적되는 것을 저지하도록 수용성으로 변화시키며, 활성산소를 중화시켜 몸속 독소를 줄이는 효능을 지니고 있다. 이에 많은 유럽인들은 디톡스를 통해 몸 안에 독소를 배출시키고 있다.

02 미국 의료계의 새로운 트렌드

동양의학과의 접목을 지향

미국은 기본적으로 현대 서양의학이 발달한 본거지이다. 그러나 20세기 후반부터 미국의 의료계와 대중들은 동양의학과 대체의학에 많은 관심을 기울이기 시작했다. 이는 서양의학의 진단 및 치료 방식, 제약회사에서 내놓는 수많은 약만으로는 질병의 극복과 치유에 명백한 한계가 있음을 알게 되었기 때문이다.

그 후 미국 의학계에서는 서양의학과 동양의학, 혹은 대체의학과의 적절한 접목을 통해 환자를 위한 근본적인 치유를 도모해야 한다는 연구와 관심이 증가하게 되었다.

헐리우드 스타들을 중심으로 유행하게 된 동양의 명상과 요가,

자연치유법, 채식건강법 등은 대중에게 급속히 퍼지게 되면서 큰 각광을 받고 있다.

명상, 해독, 자연치유가 선풍적 인기

의학계에서 '디톡스' 라 불리는 해독 및 대체의학에 대한 연구가 확장하면서 특히 암을 비롯한 난치병 치료 연구에서 기존의 치료법으로는 치유되지 않았던 환자들이 새로운 치료법을 통해 개선되거나 증상이 완화되는 임상 연구가 활발히 이루어졌다.

암 전문가이자 심신의학 전문가인 칼 사이먼튼은 질병의 물리적 치료뿐만 아니라 심리적 치유에도 관심을 갖고 몸과 마음의 치료를 중시하였다.
그는 인체의 각 장기를 개별적으로 보는 것이 아니라 모든 장기와 구성성분이 서로 상호작용하는 전체적인 생명체로 보아야 한다고 주장하였다. 그가 심신의학을 통해 주장하는 건강이란 인간과 자연과 사회의 상호작용, 그리고 신체적·심리적 상호작용으로 이루어진다는 개념으로, 한방에서 말하는 건강의 개념을 반영하고 있다.

인체는 부분이 아닌 전체

질병은 병변이 나타난 어느 장기 하나만의 문제가 아니라 몸 전체의 균형이 깨진 것이기 때문에, 진정한 의미의 치료는 증상만을 제거하는 것이 아니라 근본적인 원인을 해결해야 한다. 해독치료에서도 병의 근본적인 원인 제거와 기능 회복을 원리로 하는데, 실제로 해독을 통한 다이어트나 미용, 건강 회복은 미국 대중 사이에서도 이미 장기적인 트렌드가 되었다.

칼 사이먼튼은 서양의학 본래의 치료법은 따르되 추가적으로 심신의 균형과 생활습관 교정을 통한 통합적 치료 프로그램을 개발하였다. 그가 개발한 암 치료 프로그램에는 식이요법, 운동요법, 심리치료 등이 포함되어 있는데, 특히 암 환자의 경우 남은 삶의 질을 높일 수 있도록 하였다.

그는 암을 신체 건강 불균형과 부조화의 측면에서 바라보았으며, 불균형을 고려하지 않은 화학치료와 방사선요법만으로는 근본적인 치료를 하기 어렵다는 개념을 자신의 프로그램에 반영하였다.

인체의 균형을 되찾고 면역 시스템을 회복하여 암세포가 발생하거나 증식하기 어려운 체내 환경을 만드는 것이 중요하다. 균형을 되찾고 원인을 치유해야 암을 치료할 수 있다는 그의 치료법은 궁극적으로 한의학의 지향점을 잘 이해한 것이라고 할 수 있다.

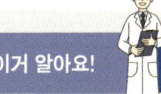

이거 알아요! 몸이 아플 때 먹으면 좋은 음식

1. 피곤함 → 계란
2. 속 쓰림 → 파파야
3. 감기 완화 → 생강차
4. 비듬 피부 → 아보카도
5. 약한 손톱 → 아몬드
6. 피로 → 고구마
7. 집중력 부족 → 다크 초콜릿
8. 산성 역류 → 오트밀
9. 콜레스테롤 수치가 높을 때 → 호두
10. 면역력 저하 → 마늘
11. 시력이 좋지 않을 때 → 피망
12. 근육 경련 → 코코넛 워터
13. 몸 정화 → 레몬수
14. 불안 완화 → 카모마일 차
15. 소화 문제 → 자두
16. 철분 부족 → 렌즈콩
17. 관절 통증 → 강황

03 인도의 고전 의학 아유르베다와 접목

인체와 우주는 하나

역사상 최초로 체계화된 의학으로 알려진 인도의 고전 의학 아유르베다는 인도 고대어인 산스크리트어로 '생명(아유르)' 과 '지식(베다)' 이 합쳐진 것이다.

아유르베다에서 말하는 질병이란 인간과 우주의 조화가 비뚤어진 체계에 의해 혼란 상태가 된 것으로, 인간과 우주가 조화를 이룬 것이 건강한 상태라고 설명한다.

아유르베다에서는 인간의 두뇌에만 지성이 있는 것이 아니라 몸의 조직과 세포에도 있으며, 인간의 마음과 우주는 따로 떨어진 것이 아니라고 본다. 즉 생태와 인체의 균형을 되찾는 것이 진정한 치유이고 건강을 향한 길이라는 것이다.

이러한 아유르베다 정신을 현대의학에 접목하고 구현한 대표적인 인물이 인도 출신의 미국 의사 디팍 초프라다.

인도 뉴델리 출신으로 미국에서 내분비학을 전공한 그는 실제로 미국 매사추세츠에 아유르베다 메디컬센터를 열었다. 여기에서는 아유르베다의 다양한 치유법을 실용적인 체계로 만들어 환자들에게 적용하였다.

건강의 본질과 전체성 추구

아유르베다 의학에 의하면 인간은 자연과 동떨어진 존재가 아니라 자연의 한 부분이다. 이 또한 한방의 건강 철학과 비슷한 개념이다.

아유르베다에서도 역시 전체성, 인간과 자연의 조화, 개인과 집단의 조화를 강조하기 때문에, 건강이라는 것도 결국은 생명의 근원과 조화를 이루는 상태여야 한다고 하였다.

아유르베다에서는 특히 명상을 통해 생명의 근원을 돌아보는 것을 강조한다. 식습관, 생활습관, 행동, 환경에 있어서도 자연 그대로의 균형을 되찾아야 건강을 회복할 수 있다고 보았다. 또한 약초를 활용하고, 정화요법을 사용하는 등 자연의 질서와 섭리에 순응하는 치료 기술을 다양하게 활용한다.

한방에서 환자의 맥을 살피는 것처럼 아유르베다 의학에서도 맥진법을 통해 환자의 몸 상태를 파악하고, 증상의 제거보다는 근본 치유와 예방에 중점을 둔다.

만성질환 개선으로 삶의 질 향상

초프라가 개발한 현대적인 아유르베다 의학은 특히 만성질환으로 고통받는 환자들에게 큰 효과를 거두었다.

초프라의 메디컬센터에서 진행하는 아유르베다 프로그램을 적용한 만성질환 환자들은 입원 기간이 줄고, 각종 약물 중독에서 회복되고, 체력과 행복감 증진에 실질적인 효과를 거두었다는 연구 결과들이 쏟아져 나왔다.

디팍 초프라는 자신이 미국에서 전공한 서양의학의 장점을 치료에 적용하되, 인도의 전통인 아유르베다를 접목시켜 건강에 대한 개념 자체를 변화시키고 현대의학의 새로운 틀을 세우며 이를 수많은 임상 사례에 활용하였다.

현재 미국과 유럽에서도 수많은 의료진이 서양의학과 아유르베다를 접목한 의술을 개발 및 적용하고 있다.

04 자연으로 돌아가자는 일본의 생태주의 의학

전문 의료진을 중심으로 자연치료법 전파

일본은 일찍이 유럽 문화를 활발히 받아들이면서 서양의학이 발달했다. 그러나 서양의학의 약물치료와 외과적 시술만으로는 질병을 근본적으로 치유하는 것에 한계가 있음을 자각하는 대형 병원의 유명 의료진이나 의학 연구자들을 중심으로 대체의학과 전통 동양의학에 대한 관심이 붐을 이루게 되었다.

그중 하나가 질병의 예방과 근본적 치유에 관심을 갖고 신체의 균형을 되찾아야 한다고 주장하는 생태의학 혹은 자연의학에 대한 관심이다. 일본의 생태의학에서는 겉으로 나타난 증상이나 질병은 독소가 인체에 침입했을 때 우리 몸이 그 독소를 제거하고 해독하기 위해 대응하는 자연스러운 과정으로 보았다.

즉 병의 증상들은 비정상적인 것이 아니라 생리적인 방어시스템이 작동하는 자연스러운 결과로 보았다.

증상은 정상적인 과정

생태의학 관점으로 보아도 증상만을 제거하는 데 그치는 서양의학의 치료 개념은 오히려 건강을 거스르는 것에 가깝다. 독소가 배출되고 인체의 각 조직이 균형을 유지할 때 통증이 없어지고 심신이 조화를 이룰 수 있으며 그것이 진정한 건강이라는 것이 생태의학의 관점이다.

일본 의사 고오다 미츠오는 약물치료에 의존하는 기존 서양의학의 한계를 자각하고 자연요법을 통해 건강을 되찾는 생태의학을 주장하였다. 그 역시 신체와 정신은 분리된 것이 아니라 통합된 전체로 보아야 하며, 증상이 나타나면 그것을 당장 없애는 것이 아니라 원래의 상태로 회복하는 방법을 찾아야 한다는 점을 강조하였다.

이를 위해 생활습관을 바꾸고, 생식이나 절식을 통해 식습관을 관리해야 한다고 주장하였으며, 그 결과 일본의 수많은 말기 암이나 난치병 환자들이 치유 경험을 할 수 있게 되었다.

약물치료에만 의존해서는 안 된다

일본의 또 다른 의학 연구자 다케구마 요시미츠 교수는 본인이 간염에 걸려 투병하던 중 절식과 채식 등을 통해 몸속 독소를 제거하고 다양한 자연요법을 통해 병을 치료하고 회복한 뒤로 생태주의 의학을 주장하게 되었다.

현대의학으로는 치료되지 않던 질병이 치유되는 경험을 한 그는 음식 자체뿐만 아니라 음식에 들어 있는 해로운 독소를 줄이고 배출하는 일이 중요함을 강조하였다.

일본에서도 농약과 화학비료 사용이 문제가 되어왔는데, 산성화된 토양과 농약 성분으로 인해 일본인이 먹는 먹거리에 독소가 다량 함유되고, 화학첨가물이 든 음식에 의존하는 현실을 지적하였다. 자연에서 멀어진 현대인의 생활습관은 몸의 균형이 깨지게 만들고 그 결과 암과 난치병에 더 많이 시달리게 되었다는 것이다.

건강을 되찾기 위해서는 약에 의존하지 말고 근본적인 문제를 해결해야 한다고 주장하는 점에서 그의 지향점 역시 한의학과 일맥상통한다.

그는 한국의 한의학을 참고로 하여 다양한 자연주의 치료법을 개발하였다. 이후 유기농업으로 농산물을 생산하고, 절식과 소식 등 식이요법을 바꾸며, 약초를 사용하고 심신을 수련하는 등 자연으로 돌아가는 치유법으로 난치병을 치료하는 연구를 계속하고 있다.

05 한의학의 본거지 한국

꾸준히 각광받는 한의학

《동의보감》을 펴낸 허준을 비롯해 수많은 명의를 배출한 오랜 전통을 가진 한의학은 20세기에 서양의학이 들어오면서 일시적으로 쇠퇴하는 듯하였다. 그러나 오늘날 현대 한의학은 표준화 도입, 서양의학의 과학 기술과 의료기구 활용 등으로 발전하면서 세계 의학계에 의미 있는 영향력을 끼치고 있다.

특히 오랜 전통과 노하우를 바탕으로 한 한약 처방, 침술, 약침, 추나요법, 뜸이나 부항 같은 치료법, 개개인의 체질에 따른 치료법 등은 현대 서양의학 병원에서의 치료에서 한계를 경험한 수많은 난치병 환자에게 꾸준히 각광을 받고 있다.

기능식품과 해독에 대한 관심

한국은 기능식품의 섭취와 활용이 활발히 이루어지는 대표적인 국가 중 하나다. 특히 최근에는 효능뿐만 아니라 성분에 대한 관심도 많은데, 대중은 자신이 섭취하는 식품이나 영양제가 화학 합성 성분으로 만든 것인지, 아니면 천연 유래 성분으로 만든 것인지 여부를 중요하게 본다.

해독과 면역에 대한 관심은 최근 우리나라의 건강 트렌드이기도 하다. 그래서 각종 천연 원료로 만든 영양제나 항산화 제품, 다이어트 식품, 기능성 면역 식품에 대한 관심과 소비가 많으며, 질 좋은 원료에 대해서도 많은 관심을 보이고 있다.

특히 농약 등 화학물질에 오염되지 않은 식재료를 섭취하기 위해 유기농 농산물 소비가 늘고 있는 것도 같은 맥락이며 올바른 음식을 먹어야 몸속 독소를 줄이고 건강을 회복할 수 있다는 개념이 대중화되고 있다.

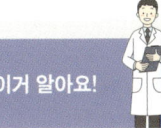

이거 알아요! 동서양 통합의학으로 난치병 치료의 새로운 지평을 열고 있는 글로벌 의료진

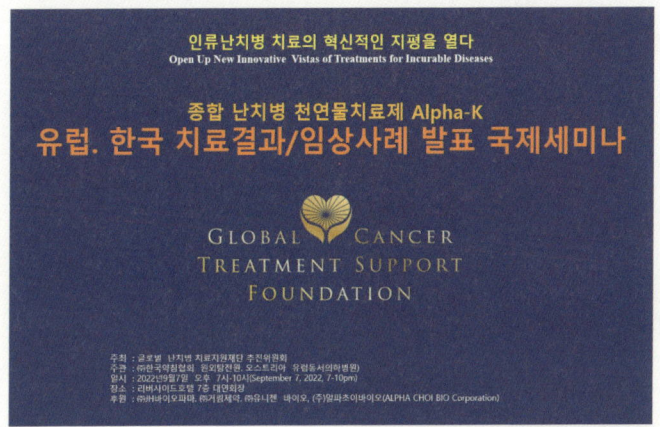

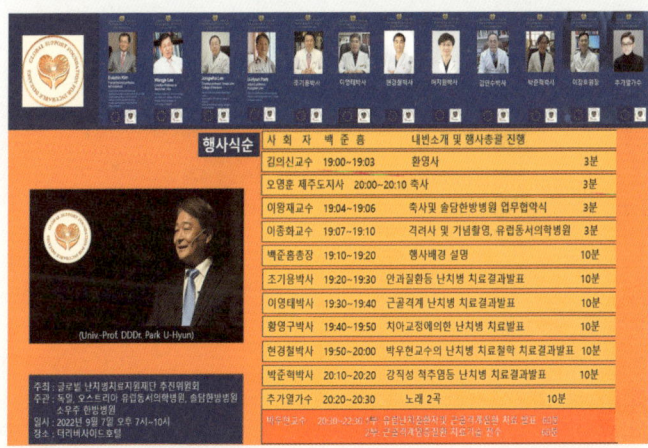

인류난치병 치료의 혁신적인 지평을 열다
Open Up New Innovative Vistas of Treatments for Incurable Diseases

통합의학 JH-100 약침 임상 전문의(예정)

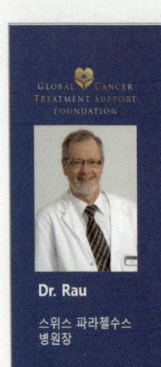

Dr. Rau
스위스 파라첼수스 병원장

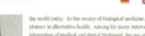

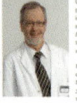

Dr. med. Wolfram Stör

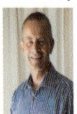

Dr. med. univ. Karl Postlbauer

Doz. Dr. med. univ. Josef Stockenreiter

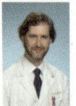

인류난치병 치료의 혁신적인 지평을 열다
Open Up New Innovative Vistas of Treatments for Incurable Diseases

통합의학 JH-100 약침 임상한의사

조 기 용
한의학박사
소우주한방병원 원장
한방 치료보조 임상 책임자

학력
- 1981년 청구고등학교 졸업 (대구)
- 1987년 원광대학교 한의학과 졸업
- 1997년 원광대학교 대학원 졸업 (한의학 석사)
- 2002년 대전대학교 대학원 졸업 (한의학 박사)

경력 외
- 은성한의원 개원 (경북 구미)
- 호한의원 개원 (서울 서초구)
- 청명한의원 개원 (서울 서초구)
- 소우주한의원 원장(서울 강남구)
- 서울시 한의사회 학술이사(전)
- 대한 향노화학회 이사(전)
- NCCAOM(미국 한의사)회원
- 대한 약침의학회 총무(전)
- 척추신경 추나의원회 부회장(전)
- 척추신경 추나학회 상임고문
- 한방(침구, 본초, 약침, 파동, 부인과, 추나, 종양, 항노화)학회원
- 대한 파동생명장학회 회장
- 대한 한의사협회 학술이사(전)
- 대한 한의사협회 보수교육위원(전)
- 대한 한의학회 대의원 총회 의장(전)

- 원경회회장(서울 경기 원광대 졸업 한의사 2500여명)
- 원광대학교 한의과 대학 외래교수(전)
- 경기대학교 대체의학대학원 외래교수(전)
- 소우주요양원 병원장(전)
- 글로벌 난치병 치료재단 추진위원회 상임고문
- 소우주한방병원 병원장

"암에 걸려도 살 수 있다."
"명의 답은"(공저)
<한국 추나학>(공저)
<두개 안면골 교정법 도해>공역
<두개천골 치료법 II권>공역

4.논문
"중풍에 대한 추나요법의 이해와 치료"
"육미지황원 및 대뇌전의 인체공학기능과 활성산소에 미치는 영양에 관한 실험적 연구"
"구조와 기능과의 상관관계"
"사물탕이 인체활동과 활성산소에 미치는 영향에 관한 실험적 연구"
"부자 약침이 척수 손상에 미치는 영향에 관한 연구"
"투미오스티가 면역 조절 작용에 미치는 영향에 관한 연구"

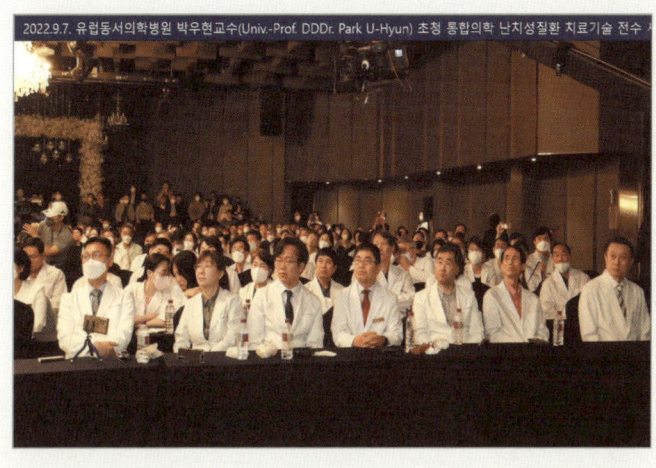

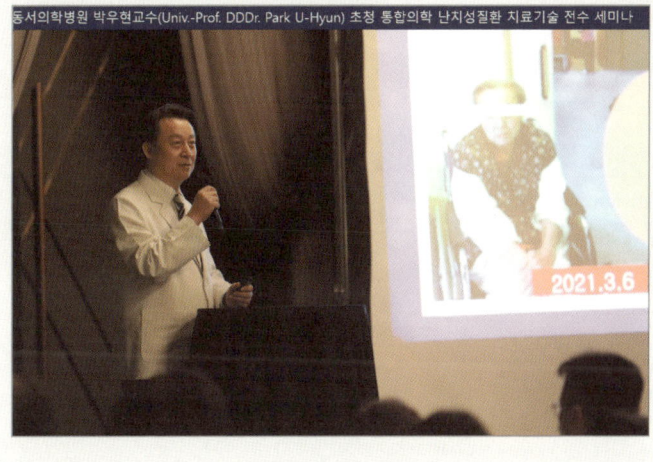

3장

암을 낫게 하는
핵심 요법의 실제

01 양생법

원인을 고쳐야 병이 낫는다

환자들은 '암'과 같은 병의 명칭, 혹은 병으로 인한 증상에만 신경을 쓰는 경우가 많다. 그러나 병명은 사람이 정해놓은 이름일 뿐이다.

병의 원인이 뿌리라면 이름은 시든 나뭇가지이다. 시든 나뭇가지는 쳐낼 수 있지만 그런다고 해서 원인을 고친 것은 아니다.

한의학에서는 인체를 하나의 온전한 소우주로 본다. 즉 '자연계를 대우주, 우리 몸을 소우주'로 보고 각각의 기관을 별개가 아니라 전체가 서로 유기적으로 연결되어 있는 유기체로 본다.

그런데 현대의 여러 가지 공해, 농약, 비료, 화학물질, 중금속, 기생충, 전자파, 수맥, 스트레스 등 해로운 것이 작용하여 원형인 우리 몸을 안팎으로 파괴한다. 질병은 그 결과가 겉으로 발현된 것이다.

인체는 하나의 온전한 우주이다

미국 USC(서던캘리포니아)대학의 내과와 재활의학 과장인 르네 캘리엇은 다음과 같이 말했다.

"몸은 머리를 따라가는 것이 공리이며, 머리를 움직여서 전체 몸의 자세를 재조정할 수 있다. 머리가 앞으로 나간 자세이면 몸의 전체적인 자세가 비뚤어지게 되며, 심하면 기본 폐활량의 30%까지 줄고 내장계통, 특히 대장에 영향을 준다."

그러므로 환자의 치료에 있어서 질병의 증상 해결에만 치중하는 것이 아니라 질병의 원인이 되는 몸의 구조적인 문제, 혈액 오염, 숙변과 노폐물 축적, 영양 불균형, 혈액 순환 부등속, 산·염기의 불균형, 심리적인 요인, 영적인 요인, 환경적인 요인 등을 찾아 해결하여 근본적인 병의 뿌리까지도 제거해주는 근본 치료법이 필요하다.

그 방법으로 식이요법, 추나, 약물, 운동, 단식 등 심신을 아울

러서 보살피는 치료법을 사용한다. 한방에서는 이를 양생법(養生法)이라 한다.

첫째, 골격계통을 살펴 구조적인 문제를 파악한다

우리 몸의 신경은 척추와 척추 사이부터 삐져나와 오장육부의 각 장기로 연결되어 흐르고 있다.

일반적으로 디스크 질환은 척추 사이에서 나온 신경이 허리와 엉덩이 그리고 다리로 가는 동안 압박을 받아 통증이 발생되는 것이다. 이것은 뇌척수신경과 말초신경의 압박에 의한 결과이다.

그러나 신경에는 뇌척수신경뿐만 아니라 자율신경이 있다. 뇌와 척추에서 나온 자율신경도 디스크나 골격 구조의 문제로 오랜 시간 뼈가 제자리에 있지 못하면 각 장기의 기능적인 문제로 발현된다.

그러므로 디스크 환자든 내과 환자든 먼저 구조적인 문제를 해결하는 것이 양생법의 원칙이다. 척추의 부정렬로 인한 신경계의 흐름을 체크하고 골격계의 구조를 바로잡아야 한다. 골격계통은 두개골, 척추 관절, 골반, 사지 등을 말한다.

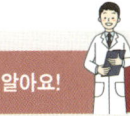

이거 알아요! 구조적인 문제는 골격계통을 보는 것

척추와 척추 사이부터 신경이 빠져나와 오장육부의 각 장기로 신경이 연결되어 흐르고 있습니다. 다만, 허리디스크 환자는 척추 사이에서 나온 신경이 허리와 엉덩이 그리고 다리로 가는 신경의 압박으로 인해 통증이 발생되는 것입니다. 이것은 뇌 척수신경과 말초신경의 압박에 의한 결과입니다. 그러나 신경에는 뇌척수신경뿐만 아니라 자율신경이 있습니다. 뇌와 척추에서 나온 자율신경도 디스크나 골격 구조의 문제로 오랜 시간 뼈가 제자리에 있지 못하면 각 장기의 기능적인 문제가 발생됩니다. 그러므로 디스크 환자든 내과적인 환자든 먼저 구조적인 문제를 해결하는 것을 원칙으로 합니다. 척추의 부정렬로 인한 신경계의 흐름을 체크하고 골격계의 구조를 바로 잡아야 합니다. 골격계통은 두개골, 척추 관절, 골반, 사지 등을 말합니다.

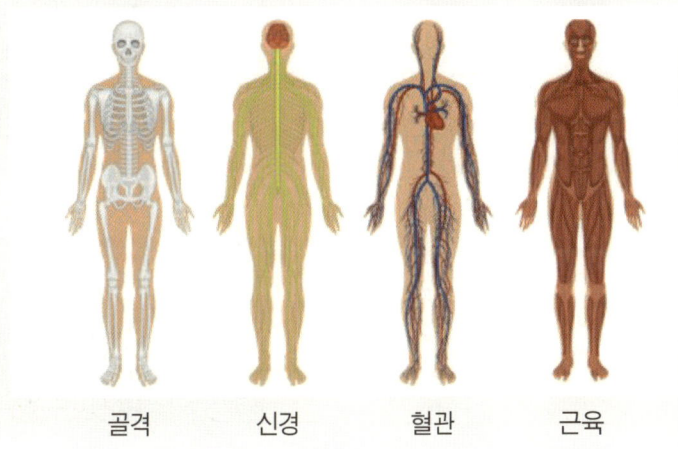

골격   신경   혈관   근육

둘째, 피의 상태로 현재 건강 상태를 파악한다

한방 양생법에서 실시하는 혈액검사는 그동안 병원에서 일반적으로 실시했던 혈액검사와 차이가 있다. 검사실에서 했던 혈액검사와는 달리 생혈액을 살펴보는 것이 가장 큰 차이점이다. 생혈액을 살펴보기 위해서는 채혈과 동시에 산소와의 접촉 없이 현미경으로 확대하여 상태를 파악한다. 이 생혈액 검사를 통해 현재 혈액의 상태, 즉 피로도나 면역력, 몸의 전반적인 건강 상태를 알 수 있다. 검사 결과에 따라 치료법도 다양하다. 특히 면역력이 약하거나 혈액이 탁한 사람은 해독을 먼저 함으로써 면역력을 회복하고 난 이후 모든 치료의 준비를 할 수 있게 한다.

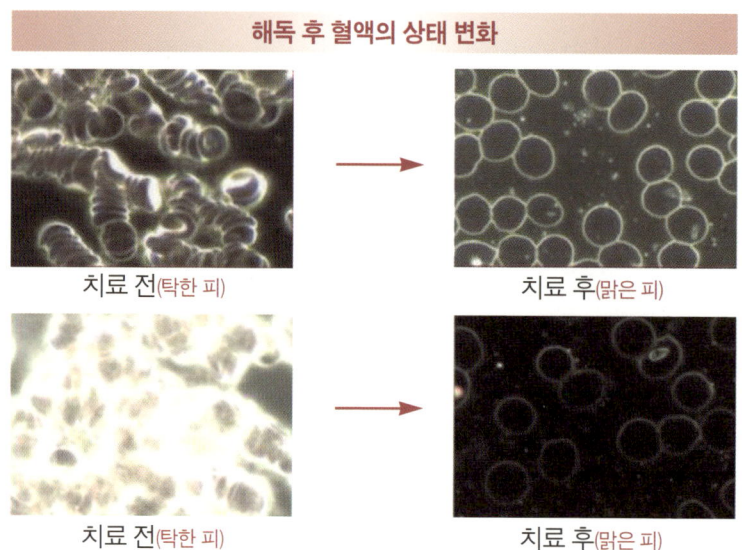

해독 후 혈액의 상태 변화

치료 전(탁한 피) → 치료 후(맑은 피)

치료 전(탁한 피) → 치료 후(맑은 피)

셋째, 개개인 맞춤식 식사와 영양 처방을 한다

이는 환자 개개인의 몸에 필요한 물질 에너지를 투입하여 소화, 흡수, 배설 작용을 통해 자가 치유 시스템이 원활하게 작동되도록 돕는 원리이다. 영양은 육체를 만드는 원료이다. 질이 좋은 원료는 최상의 육체를 만들 수 있다. 즉 당신이 먹는 음식이 바로 당신의 몸이다. 몸에 맞는 식사와 영양 공급이 이루어져야 병든 세포를 단계적으로 재생시킬 수 있다. 세포의 건강이 회복될 때 몸도 건강하게 회복된다.

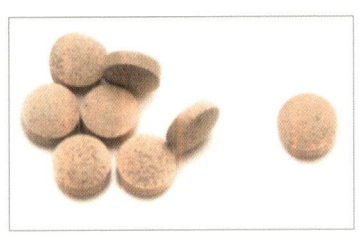

맥주 효모
비타민B1과 단백질 공급

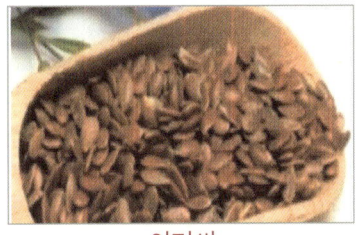

아마씨
면역력 증강, 항암 작용, 세포 재생

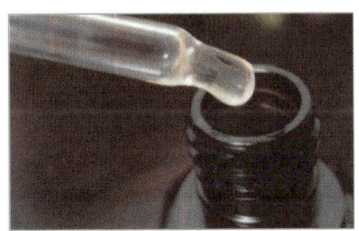

은 용액
은 분자를 고농축하고 나노 입자로 쪼갠 것으로 소염 작용, 천연 항생제

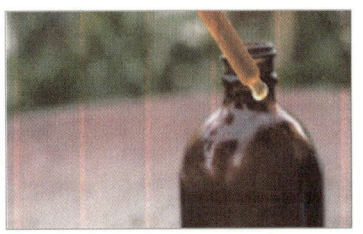

프로폴리스
벌집에서 추출한 천연 항생제. 구내염, 상처 치유에 탁월

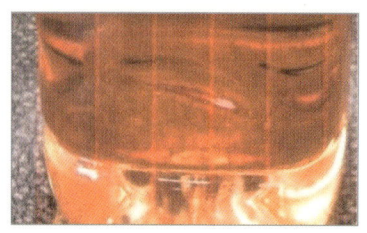

황금수
천연자원 항생물질. 신진대사 촉진, 강력한 항염, 항산화, 항바이러스 작용, 면역력 회복·강화, 자연치유력 회복

넷째, 지금의 몸은 지금까지 살아온 삶의 역사이자 결과이다

인간의 몸과 마음의 건강을 이끌어가는 것은 마음과 영성이다. 생활습관병, 만성 퇴행성질환, 난치병, 암 등은 마음 그리고 라이프스타일과 무관하지 않다.

그러므로 생활습관을 교정하고, 욕망과 집착을 떠나고, 마음의 건강을 회복할 때 온전한 치유력이 내부에서 살아난다. 이것이 건강한 세포의 재생을 촉진한다.

세포가 재생되어야 몸이 바뀐다. 그러면 병은 저절로 사라지게 된다.

이와 같은 양생법(세포재생요법)은 오랜 임상을 통해 검증된 요법이다. 원리를 알고 제대로 실천할 수 있다면, 누구나 기적처럼 느낌으로 체험할 수 있다. 이제는 실천할 때이다. 온 마음과 정성을 다해 지속적으로 꾸준히 실행만 하면 암을 극복할 수 있다.

- 검사결과서 -

검사결과보고서

병원명	소우주한의원					
수 진 자 명	박○○	접수번호	07212637	Chart No		병원 Code	07166
주민등록번호	//	성 별		나 이		기 타	007
의료보험번호		과 명		병 동		의 사	조기용
검 체 종 류		채취일자		접수일자	10/07/21 19:23	보고일자	10/07/21 23:50

보험코드	검 사 명	결 과	판 정	임상참고치	단 위
C3730	BUN	21.00		7.00- 23.00	mg/dl
C3750	Creatinine	0.90		0.50- 1.50	mg/dl
C3791	Sodium(Na)	144.00		135.00- 153.00	mmol/L
C3792	Potassium(K)	4.50		3.50- 5.50	mmol/L
C3793	Chloride(Cl)	103.00		98.00- 110.00	mmol/L
C4212	AFP(CIA)	3.03		0.00- 20.00	ng/ml
C4220	CEA	2.03		0.50- 5.00	ng/ml
C4330	CA 15-3	9.06		0.00- 38.00	U/ml
☞ 간기능1					
C2200	T.protein	6.90		6.50- 8.30	g/dl
C2210	Albumin	4.20		3.60- 5.00	g/dl
C3720	T.Bilirubin	0.50		0.20- 1.50	mg/dl
B2570	SGOT(AST)	20.00		0.00- 40.00	IU/L
B2580	SGPT(ALT)	15.00		0.00- 45.00	IU/L
B2710	r-GTP	15.00		0.00- 63.00	IU/L
C2411	T.Cholesterol	212.00		130.00- 230.00	mg/dl
C2443	Triglyceride	179.00		35.00- 200.00	mg/dl
C4801	HBsAg(RPHA)	음성		음성	
C4811	HBsAb(PHA)	음성			
☞ R-CBC					
B1050	WBC(백혈구)	5.90		3.50- 11.00	K/uL
B1040	RBC(적혈구)	4.05		3.80- 5.90	M/uL
B1010	Hemoglobin	12.20		11.70- 17.70	g/dl
B1020	Hematocrit	38.60		34.90- 52.20	%
	MCV	95.30		80.00- 105.00	fL
	MCH	30.10		27.00- 33.00	pg
	MCHC	31.60		31.00- 36.00	g/dl
B1060	Platelets	165.00		150.00- 440.00	K/uL

✽ 검사 보고 완료입니다.✽

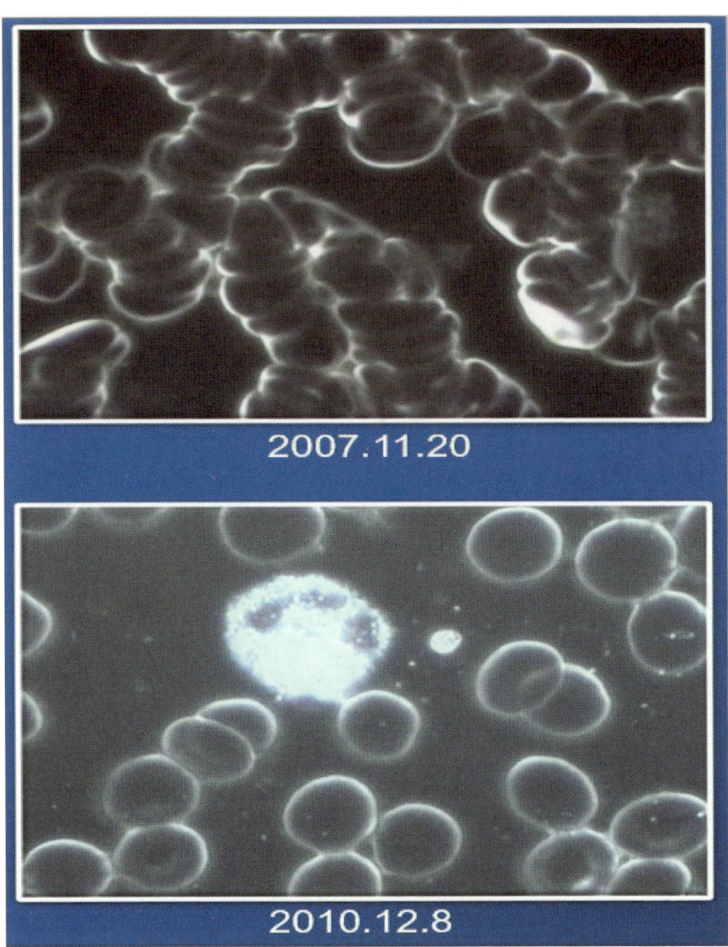

70대 여성 암 환자의 양생법 치료 사례. 유방암, 직장암, 대장암 수술 및 항암치료를 반복하였으나 암이 전이되었던 환자로, 양생법을 통해 턱관절 교정, 해독, 한약, 관장, 식이요법 등을 실시하였다. 양생법 치료 12개월 후 건강을 회복하였다.

02 턱관절 교정

각종 난치병의 획기적 치료법

턱관절 교정에 대한 최초의 이론적 배경은 1945년 C.M.구자이 공학박사가 턱의 움직임을 분석, 정리한 'Quadrant Theorem(4분원의 원리)'에서 비롯되었다. 그는 턱관절장애(Temporomandibular joint disorder, TMJ Syndrome, 줄여서 TMD 혹은 TMJ)가 전신의 질환과 밀접한 관계가 있다고 주장하였다.

이후 1970년대 알프레드 C. 폰더 박사의 《DDS(Dental Distress Syndrome)》라는 책으로 전파되고 개념적 확립이 되었다.

국내에서는 재미 치과의사 이상덕 박사의 교육 및 활동으로 인해 기능교정 TMJ 이론이 널리 보급되었으며, 필자가 임상에서 적극적으로 협진을 통해 발전시켜왔다.

턱관절 교정은 기능적으로는 해독과 면역력 회복, 구조적으로는 상부 경추와 두개골 교정을 통해 암 및 각종 난치병을 치료하는 역할을 한다. 결과론적인 병명 치료가 아닌 진정한 삶의 질을 높여주는 자연치료를 구현하는 치료법이다.

턱관절 교정장치 활용법

턱관절 교정장치(NB : Natural Balancer)는 조기용 원장 특허로 치과 이론과 추나요법, 한방 이론에 근거하여 개발된 의료기구로, 어긋난 턱관절을 바로잡고 긴장된 근육 이완을 위한 장치이다. 인체의 구조역학에서 불균형으로 야기된 여러 가지 문제들을 바로잡아준다.

턱관절 이완을 통하여 편두통, 요통, 어깨 근육통의 호전을 경험할 수 있으며, 척추에 직접 힘을 가하지 않고도 목뼈부터 그 아래 척추 교정을 통해 인체의 불균형을 바로잡아준다. 특히 뇌로 올라가는 혈관의 꼬임을 방지하여 뇌에 산소와 영양을 공급하는 보조적인 역할을 한다.

턱관절 교정의 효과

- 신체 균형을 바로 잡아준다.
- 비염 증상을 완화시킨다.
- 얼굴의 좌우 대칭을 바로잡아주고 눈꺼풀의 처짐으로 인한 좌우 비대칭을 원 위치로 복구한다.
- 턱 주위 저작근의 긴장을 풀어주어 무너진 턱선이 살아난다.
- 턱관절 주위는 뇌 신경과 혈관이 지나가는 중요한 부위로 신경성 질환(두통, 상열감, 갱년기 열감 등)에 큰 도움이 된다.
- 실리콘 재질로 환경호르몬의 영향이 없는 무독성이므로 안심하고 사용할 수 있다.

사용 방법

- 패드의 쐐기 모양의 넓은 쪽이 어금니 쪽으로, 좁은 쪽이 앞니 방향이 되도록 어금니 쪽에 착용한다.
- 양쪽 패드를 연결한 선은 아래 잇몸이나 위 잇몸 쪽을 향해도 무방하니 편의에 맞게 착용한다.
- 효과적인 결과와 턱의 통증을 완화시키 위해 NB를 지그시 물어야 한다. 만약 저작근(턱 주위 근육)이 아픈 경우 잠시 장치를 빼고, 근육의 긴장이 완화되었을 때 다시 착용한다. 이것은 장치에 대한

적응 과정이다.

- 1개월 이상 6개월 정도 착용하며, 처음에는 하루 2~8시간씩 착용하다 차츰 시간을 늘려 착용한다. 적응이 되어 꽉 무는 습관이 없어지면 1주일 후 낮 이외 추가로 수면시간에 사용한다.
- 장치를 물고 혀끝을 윗니 뒤에 가볍게 대면 꽉 무는 습관을 줄일 수 있다.
- 오염과 감염을 예방하기 위해 양치 시에 칫솔질로 닦아낸다.
- 패드가 손상되었을 경우 여분의 패드를 사용한다.

턱 관절 교정 장치 착용법

- 턱관절 교정 및 이완을 이용한 새롭고 혁신적이고, 자연치유적인 치료의 세계로 오신것을 환영합니다. 최초의 이론적 배경은 1945년 C.M Guzay (공학박사)의 Quadrant Theorem에 의하여 TMJ Syndrome이 전신질환과 밀접한 관계가 있다고 주장하였다.
- 지금도 TMJ Syndrome은 이 이론을 기초로 하여 많은 학자들에 의해 연구되었다. 1970년대 Dr. fonder의 D.D.S.(Dental DistressSyndrome)라는 책으로 많이 전파되고 개념적 확립이 되었으며, 현재 우리나라는 재미 치과의사 이상덕박사 의 교육 및 활동으로 인해 기능교정 TMJ 이론이 널리 보급되었으며 조기용원장은 임상에서 적극적으로 협진을 통해 발전시켜왔다.
- 현재 진료컨셉은 기능적으로는 해독과 면역력 회복, 구조적으로는 턱관절 교정을 중심으로한 상부경추와 두개골 교정치료로 암 및 각종난치병을 치료하고 있으며, 환자에게는 결과론적인 병명 치료가 아닌 진정한 삶의 질(Q.O.L)을 높여주는 자연치유를 구현하고 있습니다. 턱관절 교정기 NB가 인체의 구조역학에서 불균형으로 야기된 여러 가지 문제들을 바로잡아주는데 효과적인 장치이다.

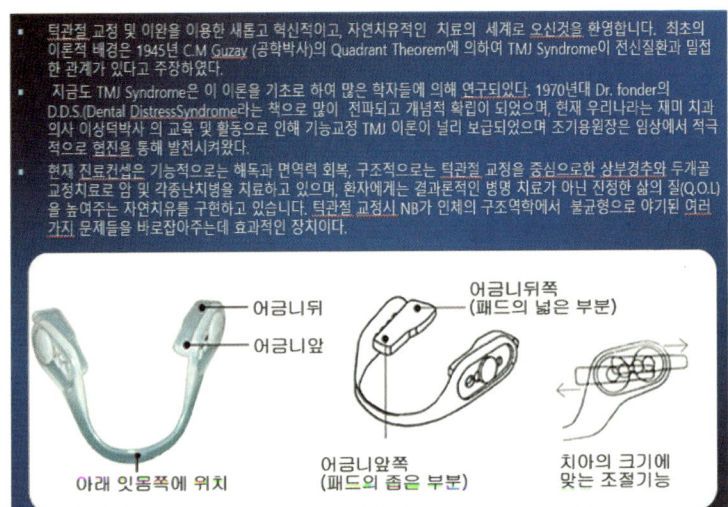

- 역할

NB는 턱 관절 교정과 근육의 이완을 위한 혁신적인 장치입니다. NB를 사용해 어긋난 턱 관절을 바로잡는 역할을 합니다. 또한 척추에 직접 힘을 가하지 않고서도 목뼈부터 그 아래 척추를 교정을 통해 인체의 불균형을 바로 잡아주고 뇌로 올라가는 혈관의 꼬임을 방지하여 뇌에 산소와 양양을 공급하는데 보조적인 역할을 합니다.

- 사용방법

-패드의 쐐기 모양의 넓은 쪽이 어금니 쪽으로, 좁은 쪽이 앞니 방향이 되도록 어금니 쪽에 착용합니다.
-양쪽 패드를 연결한 선은 아랫잇몸 이나 윗잇몸 쪽을 향해도 무방하니 편의에 맞춰서 착용합니다.
-효과적인 결과와 턱의 통증을 완화하기 위해서, NB를 지그시 물어야 합니다. 만약 저작근 (턱 주위 근육)이 아픈 경우에는 잠시 장치를 빼고, 근육의 긴장이 완화되었을 때 다시 착용합니다. 이것은 장치에 대한 적응과정입니다.
-NB는 1개월 이상 6개월 정도 착용하며 적응을 위해서 처음에는 하루 2 ~ 8시간씩 차츰 시간을 늘려서 착용하시고, 적응이 되어서 꽉 무는 습관이 없어지면 1주일 후 낮 이외에 수면시간에 사용합니다.
-장치를 물고 혀끝을 윗니 뒤에 가볍게 대시면, 꽉 무는 습관을 줄일 수 있습니다.
-오염과 감염을 예방하기 위해서, 양치 시에 칫솔질로 NB를 닦아냅니다.
-패드가 손상되었을 경우, 여분의 패드를 사용합니다.

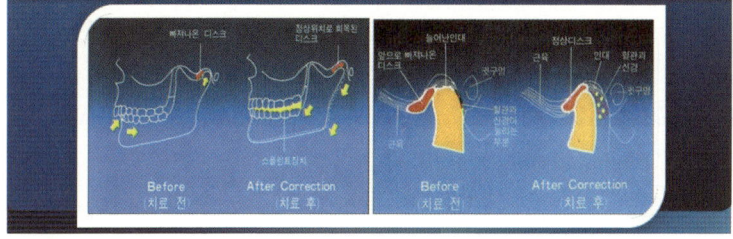

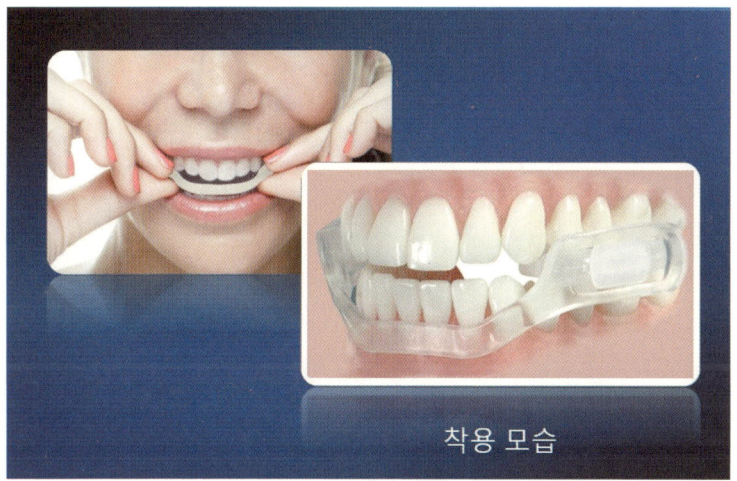

착용 모습

착용 전
착용 후

비정상적인 턱 관절
< 치료 전 >
턱관절의 좌우균형이 다르고, 디스크가 좁아진 쪽으로 신경이 압박되어 디스크가 좁아진 쪽으로 턱이 기울어짐.
교합평면이 불균형하고 얼굴이 비대칭적임.
어깨, 골반, 무릎의 높이가 다르고 다리 길이가 불일치함.
경추, 흉추, 요추, 골반이 비정상적인 위치로 유지됨.

정상적인 턱 관절
< 치료 후 >
양측 턱관절의 높이가 같고 정상적인 공간이 유지됨.
교합평면이 수평, 얼굴이 대칭적임.
어깨, 골반, 무릎, 다리 길이가 똑같고 수평임.
경추, 흉추, 요추, 골반이 정상적인

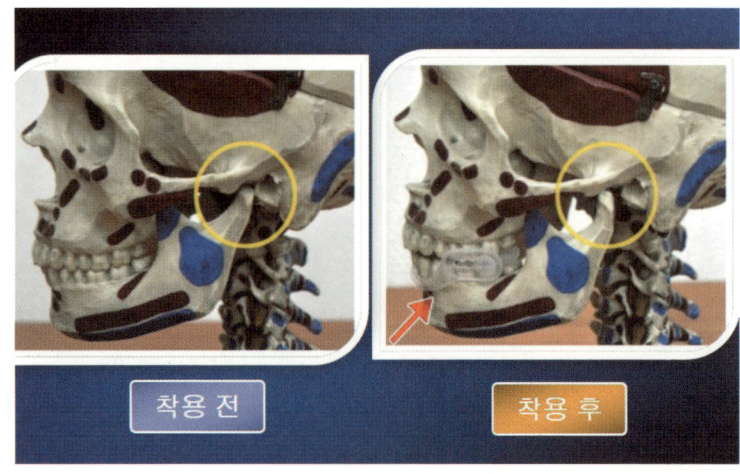

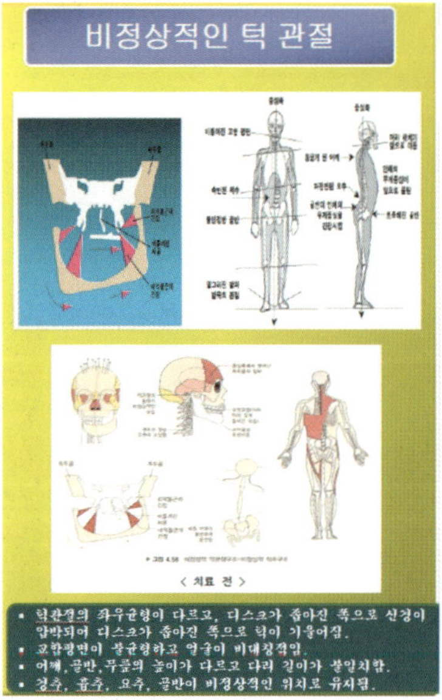

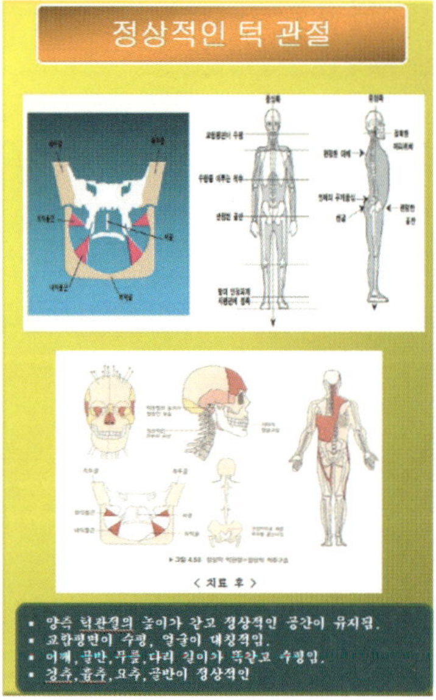

주의사항

1. 음식을 한쪽으로만 씹는 것을 삼간다.
2. 오징어, 껌 등 불필요하게 딱딱한 음식을 씹지 않는다.
3. 다리를 꼬고 앉거나 옆으로 기대앉지 않는다.
4. 둔부를 의자 뒤에 바짝 대고 바르게 앉는다.
5. 물건을 한 손으로만 잡지 말고 양손으로 잡는다.
6. 취침 시 바른 자세로 누워 잔다.
7. 베개를 너무 높게 베지 않는다.
8. 치료 후 2시간 이내에 목을 45도 이상 무리하게 돌리지 않는다.
9. 치료 후 찜질, 사우나 등 열 치료를 하지 않는다.
10. 항상 바른 자세를 유지한다.

필자의 교정장치 사용 전과 후 모습

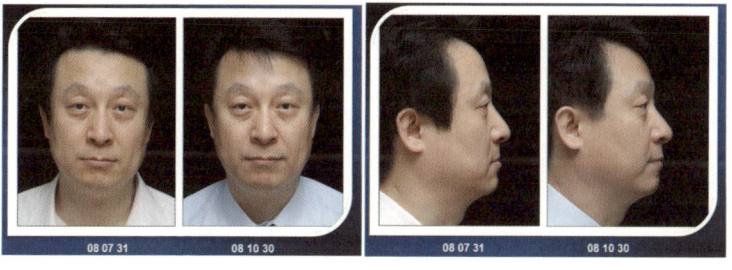

03 추나요법

몸의 구조를 바로잡는다

추나요법이란 잘못된 습관으로 어긋나 있거나 뒤틀린 뼈와 관절, 근육을 밀거나 당겨 바른 자리로 돌려놓는 치료법이다. 우리가 평소에 아침에 일어나거나 오래 앉아있다 일어날 때 자신도 모르게 기지개를 켜는 것도 일종의 가벼운 추나요법이라 할 수 있다.

추나요법은 틀어진 척추의 부정렬을 정상 위치로 바로잡아 줌으로써 면역력을 증강하고 각 장기로 가는 신경을 바로잡아주는 역할을 한다. 또한 통증을 완화하고 척추와 주변 조직의 기능을 원활하게 해준다.

척추가 틀어지면 주변 근육과 인대가 수축되고 신경이 압박을 받는다. 그러면 심한 통증이 생길 뿐만 아니라, 몸 전체의 활동을 주관하는 중추신경계 이상으로 인해 각 장기에 이상 증세가 나타난다.

이때 추나요법으로 틀어진 부위를 바로잡아주면 몸에 칼을 대지 않고도 통증과 장기 이상을 정상으로 회복시킬 수 있다.

몸의 자생력을 높인다

인체에는 자생력이 있다. 자생력은 스스로 살길을 찾아가는 능력이나 힘을 말한다.

예를 들어 외부 기온이 올라가면 우리 몸은 땀구멍을 열어 땀을 배출함으로써 체온을 조절한다. 상한 음식을 먹으면 토하거나 설사하여 독소를 배출한다. 이 모두가 인체의 자생력이다.

추나요법은 바로 이 자생력을 기반으로 한다. 제 위치에서 벗어난 뼈를 지속적인 시술을 통해 바로잡아주면 뼈가 자생력을 발동해 스스로 회복해간다.

나아가 어긋난 두개골과 턱관절, 척추 구조를 올바르게 교정해 중추신경계 활동을 원활하게 하여 장부의 자생력도 북돋운다. 단순히 어긋난 두개골과 턱관절, 척추를 제자리로 잡아주는 것에 그치지 않고, 두통, 소화불량, 고혈압, 중풍 같은 내과 질환에도 폭넓게 응용된다.

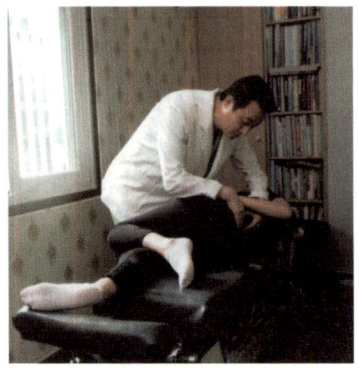 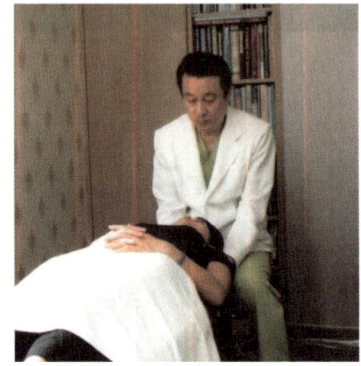

추나요법의 효과

1. 어긋난 척추 관절, 근육의 개인별 맞춤 교정
2. 전신의 혈액, 림프 순환 촉진
3. 내장기관 등 몸 전반의 기능 향상
4. 척추 및 기타 관절의 유착을 풀어줌
5. 자연치유력 회복을 통한 질병의 근본적 예방
6. 척추 및 기타 관절 근육, 인대의 균형 조절
7. 신경 압박이나 자극을 제거하여 질병 치료
8. 자세 교정
9. 수술 없이 치료하므로 독성이나 부작용이 덜하다.
10. 두개골 및 뇌 교정, 기능 회복

04 청혈요법, 청장요법

간을 해독하는 요법

간의 주요 기능 중의 하나는 단백질과 지방을 소화하는 담즙의 생산인데 이 담즙은 담관을 통해 십이지장으로 분비된다. 그런데 이 담관에 노폐물이 지나치게 쌓이면 담즙 분비가 줄어들어 소화가 안 되고 콜레스테롤 수치가 높아진다.

이를 바로잡기 위한 청혈요법은 일명 간 해독 요법으로도 알려져 있다. 청혈해독요법은 간을 건강하게 만들어 간의 해독 기능을 원활하게 하는 치유법이다.

청혈해독요법의 원리는 좁아진 담관을 일시적으로 확장시켜 노폐물을 배출시키고 담즙의 분비를 원활하게 돕는 것이다. 하룻밤 동안 해독약을 복용하면서 담관을 확장시켜 우리 몸의 필터 역할을 하는 간을 해독한다.

청장요법 해독의 원리

문맥 혈관계 구조

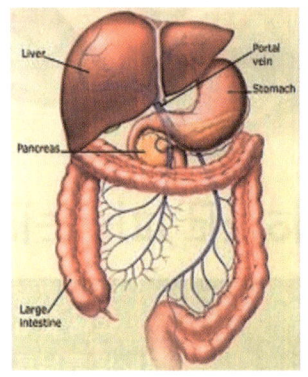
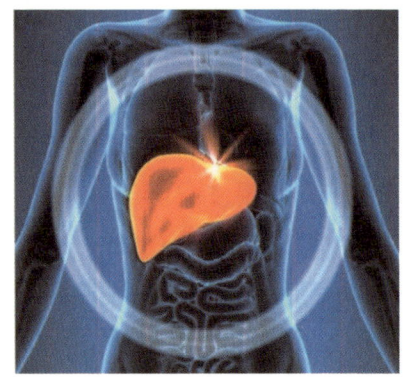

 관장에 청장탕을 사용하게 되면 한약의 다양한 성분과 티오브로민, 티오필린, 카페인 성분이 관장을 통해 순환계로 흡수된 후 문맥을 통하여 간으로 이동, 간의 전이효소를 자극하여 담관을 열어주며 간 속에 활성화되지 않은 담즙의 배출을 돕고 몸속의 독소를 제거한다.

청혈해독탕이란?

 간과 담낭 등의 관 속에 쌓여 있는 노폐물을 배출하여 해독하고, 어혈을 제거하기 위한 한약재로 만든다. 간, 쓸개, 췌장 등의 관에 쌓인 담석과 기생충을 배출하여 면역력 증강과 체질개선을 돕는 치료약이다.

청혈해독 방법

1. 2일이 소요된다.
2. 소화가 충분하게 이루어진 상태에서 해야 하므로 시작하는 날 저녁과 다음날 아침에는 단식을 한다.
3. 총 5가지 음용액(물약)과 오렌지 주스 혹은 자몽 주스를 마련한다.
   (물약과 주스는 냉장 보관한다.)
4. 음용 후 바닥에 등을 대고 바로 누워있어야 한다. 약을 복용하는 동안에는 계속 누워 있는 것이 좋다. 이 과정에서 담관에 쌓인 노폐물이 빠져나온다.
5. 노폐물은 해독 과정에서, 또는 해독이 다 끝난 다음에 나오기도 하며 시기나 양에 개인차가 있다.
6. 노폐물은 대부분 지방과 콜레스테롤 덩어리로 이루어져 있으며, 검은색, 빨간색, 황갈색, 녹색 등 개인별로 다양하다.

청장요법이란?

일종의 해독 목적의 관장요법으로서, 항문으로 약물을 투여하는 방법이다. 이는 약물의 성분이 대장벽으로 흡수되어 문맥을 통해서 간을 간접적으로 해독하는 방법으로, 독소 배출을 통해 면역력을 증진시키고 통증을 완화하는 효과가 있다.

청장요법 효능

독소 배출을 통하여 피를 맑게 하여 면역력 증강, 통증 완화, 피로 회복, 노폐물과 배변 기능 향상, 피부 트러블 개선, 신진대사 기능 강화, 체질 개선 효과가 있다. 간의 전이효소를 자극하여 담관을 열리게 해주며, 간 속에서 활성화되지 않은 담즙의 분출을 돕는다. 우리 몸을 노화시키는 활성산소를 제거하는 강력한 해독제로 작용한다.

05 온열요법

체온을 높여 면역력을 높인다

몸의 냉증은 만병의 근원이다. 암과 각종 질병은 체온이 낮아진 냉증에도 그 원인이 있다. 냉증을 치료하면 체온이 섭씨 1도 올라갈 때마다 인체 면역이 6배씩 증가한다.

온열요법은 몸속 깊숙이 열을 주어 몸의 냉증을 제거해 혈행을 좋게 하고 체내 노폐물을 밖으로 배출하여 혈액을 깨끗하게 만드는 요법이다. 온열요법을 통해 세포에 신선한 영양과 산소를 공급하여 면역력을 증가시킨다.

온열요법은 암 치료뿐 아니라 각종 난치병 치료, 해독 요법 등에도 적극 활용되어 많은 치료 효과를 거두고 있다.

온열요법의 주재료로 쓰이는 북투석은 미량의 천연 라듐을 함유하고 있으며 치료 파장이 몸속 깊이 침투하므로 장기까지 열이 전달되어 원적외선보다 좋은 효과를 볼 수 있다.

온열작용이 인체에 미치는 영향

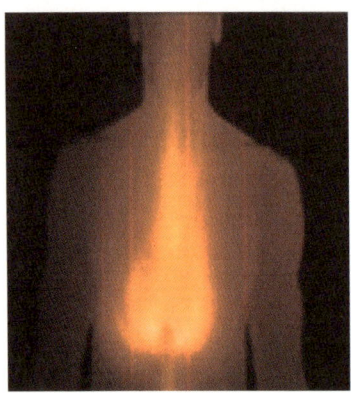

호르메시스 작용

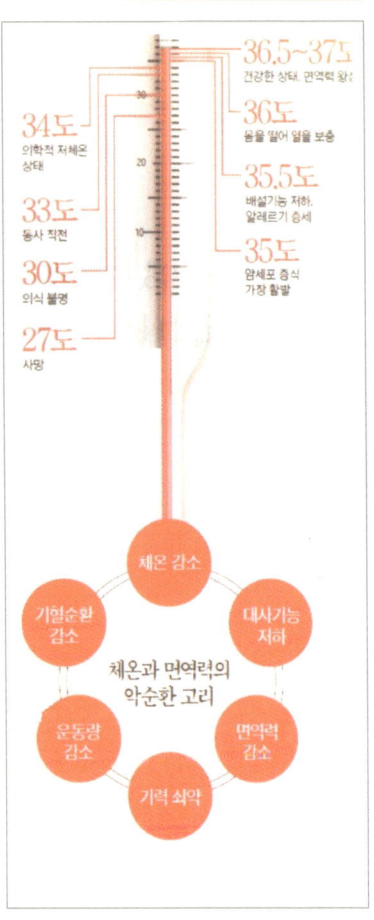

호르메시스 작용이란?
생물체가 저강도 또는 소량의 자극(스트레스)을 받을 때 오히려 건강과 생존력에 긍정적인 효과가 나타나는 현상을 말합니다.

06 두시 요법

간과 혈관의 해독 작용

'두시'는 검은 콩을 삶아 발효시킨 한약재의 일종을 가리킨다. 두시의 메타니온 성분은 간 기능을 강화시켜 해독 작용을 도우며, 리놀산 성분은 혈관을 부드럽게 하고 피를 맑게 해주는 작용을 한다.

두시요법은 두시를 피부에 첨부하는 치료법으로, 장 기능 개선, 혈액순환 촉진, 소염진통, 통변 작용 등이 있다.

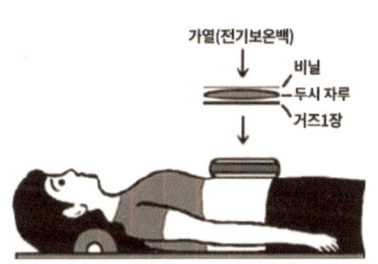

또한 인과 칼슘 대사를 조절하여 뼈와 세포를 튼튼하게 해줄 뿐 아니라 복수를 흡수하여 복막염 치료를 돕고 발열, 소화불량과 변비, 폐결핵, 뇌일혈, 중풍 등에 탁월한 효과가 있다.

07 풍욕

암 치료에 효과적

풍욕은 피부를 통해 산소와 질소를 흡수하며 노폐물과 독소의 배출을 촉진하는 효과가 있다.

일산화탄소가 체내에서 과도하게 발생하면 암세포가 쉽게 발생하는데, 풍욕을 꾸준히 하면 몸속에서 발생하는 일산화탄소 등 노폐물을 배출시켜 체액을 깨끗하게 해준다. 특히 암 치료에 효과적이다.

풍욕 하는 방법

1. 창문을 완전히 열어 공기 소통이 잘 되게 한다.
2. 담요(여름에는 얇은 이불)를 준비한다.
3. 속옷까지 모두 벗고 전신을 공기에 노출하는 것이 좋다.

4. 건강한 사람은 방바닥이나 의자에 앉아서 하는 것이 좋다.
   거동이 어려운 환자의 경우 보호자가 도와주어 누운 채로 이불을 덮었다 벗었다 한다.
5. 처음에는 나체로 20초간 있다가 곧바로 이불로 온몸을 감싸고 1분간 있는다. 이때 머리만 노출시킨다.
6. 다시 나체로 30초 동안 있다가 다시 이불로 감싸고 1분간 있는다. 이런 식으로 벗는 시간이 횟수에 따라 달라지는 것을 여러 번 반복한다.
7. 최초의 나체 시간을 20초로 한 것은 인간의 1회의 혈액순환을 기준으로 한 것이다. 일반적으로 건강한 사람은 나체가 되어 있는 동안 몸의 굳어진 곳을 마찰하거나 붕어 운동, 모관 운동, 등배 운동 등을 하면 좋다. 단, 담요를 덮고 있는 동안에는 안정을 취하는 것이 좋다.

풍욕 할 때 주의사항

1. 환절기에는 이불이나 담요를 따뜻한 것으로 쓰고, 몸을 감싸고 있을 때 땀이 나지 않을 정도로 온도를 유지한다.
2. 감싸고 있는 시간은 적절히 길어져도 좋지만 나체로 있는 시간은 엄수해야 한다.
3. 옷을 벗고 있는 동안에는 신체의 굳어진 부분을 비비거나 모관

운동, 붕어 운동, 등배 운동 등을 하는 것이 좋다.

4. 풍욕 하는 시간 : 해뜨기 전과 해진 후가 가장 적합하다.

일출 전에는 자외선을 흡수하고 일몰 후에는 적외선을 흡수한다. 암 치료의 경우 1일 8~10회로 계획을 세워 실행한다.

5. 식사 : 식사 전으로 1시간, 식사 후로 30~40분 간격을 두고 한다.

6. 목욕 : 목욕 전에 풍욕을 하는 것은 상관없지만, 목욕 후에 풍욕을 하는 것은 1시간 이상 간격을 두는 것이 좋다.

7. 횟수 : 원칙적으로 1일 3회이지만 아침, 저녁으로 2회, 혹은 1일 1회라도 실행하면 좋다. 암이나 간장병, 위궤양 등의 경우에는 하루에 6회 내지 11회까지 하는 것이 좋다.

8. 기간 : 한 달간은 매일, 그 후 2개월간은 2~3일 간 쉬고 다시 반복한다. 약 3개월 남짓 지속한다. 암 환자 및 고질병 환자는 3개월씩 4회 반복, 즉 약 1년간에 걸쳐서 지속적으로 한다.

9. 계절 : 풍욕 요법의 효능은 계절의 영향을 받지 않는다.

10. 호전반응이 나타날 수 있다. 그러나 너무 심한 증상이 나타날 경우에는 일시 중지했다가 다시 시작하는 것이 좋다.

| Tip | **풍욕 효과를 돕는 전신 운동** |

붕어 운동

→ 똑바로 누운 후, 발끝을 바싹 당기고 두 손은 깍지 끼어 목 뒤에 댄다. 물고기가 헤엄치는 것처럼 몸 전체를 좌우로 흔들기를 1~2분간 지속한다. 어긋난 척추를 바로잡고 내장 하수를 방지하는 효과가 있다.

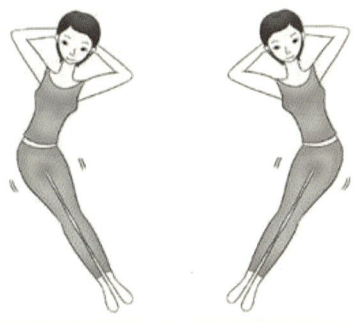

모관 운동

→ 누운 상태에서 두 팔과 두 다리를 어깨 폭으로 벌려 수직으로 들고 가볍게 진동을 준다. 혈액순환을 원활히 해주는 효과가 있다.

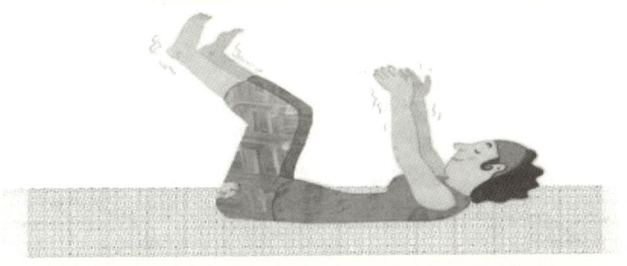

등배 운동

→ 앉아서 등과 배를 동시에 움직이는 운동으로, 등을 좌우로 흔들며 척추가 옆으로 기울 때마다 배를 1번 내밀었다가 안으로 당기기를 여러 번 반복한다. 틀어진 척추를 바로잡고 자율신경계를 활성화한다.

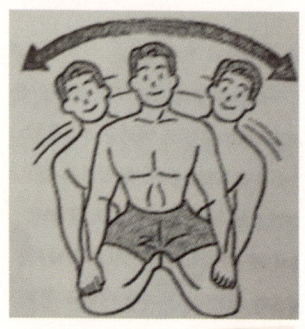

합장합척 운동

→ 누워서 양 손바닥과 발바닥을 붙이고, 폈다 오므렸다를 반복한 후 정지 상태를 유지한다. 신체 좌우와 신경의 균형을 도와주는 효과가 있다.

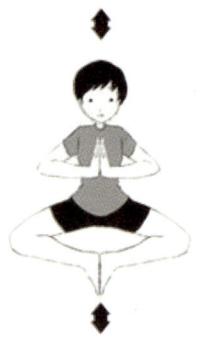 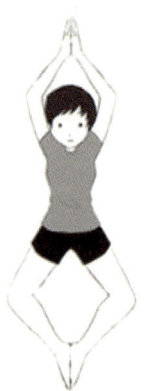

08 도포요법

빠르고 강력한 독소 제거로 통증에 효과적

암 환자가 경험하는 통증은 암 발생의 원인이 된 체내에 누적된 독소, 그리고 암 치료를 위해 진행해왔던 수술이나 수술 후의 방사선, 항암치료 등 각종 치료로 인해 추가적으로 쌓인 체내 독소가 원인이다.

도포요법은 이러한 독소를 제거하는 요법으로, 자가적인 해독 능력이 거의 없어진 환자의 체내 독소를 가장 빠른 방법으로 제거하는 강력한 해독 방법이다. 특히 암 통증이 심한 환자에게 효과적이다.

도포요법은 한약을 미세분말과 발효 처리로 배합하여 넓은 피부 표면에 도포하는 방법이다. 피부 전체에 대량의 약재를 도포

하므로 피부 경락을 통해 흡수를 시키고 독소 배출을 유도하여 진통, 순환 개선, 부종 완화를 돕는다.

독소 제거 후 비교

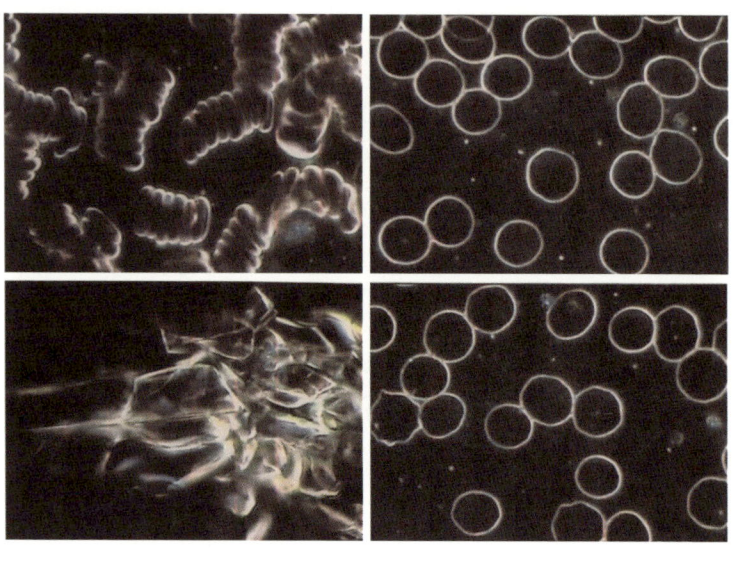

도포 전　　　　　　　　도포 후

4장

사례로 보는 체험인

01 6년간의 항암치료 끝에 만난 체험인

- 은OO 씨 (남성, 73세)

저는 2011년 서울의 한 종합병원 혈액내과에서 '다발성 골수종'이라는 암 진단을 받았습니다. 청천벽력과도 같았으나 우선 암의 진행 속도를 관망하기로 하고, 의사의 권유대로 차근차근 항암치료를 진행할 수밖에 없었습니다.

4년 후인 2015년 6월부터 2016년 6월까지 만 1년간 본격적으로 항암치료를 받은 후, 다행히 1차 '완전관해' 판정을 받았습니다. 그러나 불과 석 달 후인 2016년 9월에 암이 재발하였습니다. 하는 수 없이 몸의 상태에 따라 2017년 6월 2차 항암치료를 받을 예정이었습니다.

그러나 다시 항암치료를 한 달여 앞두고 있던 2017년 5월 초에 허리가 너무 아팠습니다. 통증을 견디기 힘들어 침이라도 맞으려고 급히 인터넷으로 한의원을 검색해 찾아갔습니다.

그곳에서 예정된 항암치료에 대해 이야기했더니 40대 정도의 한의사가 자기도 골수종으로 왼팔을 절단 후 의수를 부착했다고 하면서 나에게 보여주는 것이었습니다. 또 '유방암 판정을 받고 1차 항암치료를 받았으나, 2차는 체력 때문에 포기했다'고 말했습니다. 그러던 중 '수소문 끝에 소우주 한의원을 찾아 조기용 원장님께 1년간 치료를 받고 완쾌하여 한의대에 입학하여 한의사가 되고 사회생활을 다시 할 수 있게 되었다'고 하면서, 저에게 소우주 한의원(현재 한방병원)을 소개해주었습니다.

지푸라기라도 잡고 싶은 심정이 무엇인지 암 환우분들은 겪어 보셔서 잘 아실 것입니다. 특히 암 치료과정에서 겪는 통증은 이루 말할 수 없었습니다. 당시 제가 항암치료 중에 복용했던 약들은 아래와 같습니다.

- 혈압 약 : 아타간정 16mg, 테놀민정 25mg, 미드론정 2.5mg, 노바스크 5mg
- 신경과 약 : 트리돌캡슐 50mg, 미라펙스정 0.5mg, 리보트릴 0.5mg, 리리카캡슐 150mg
- 이비인후과 약 : 씨잘정 5mg, 스토가정109mg
- 통증클리닉 약 : 쎄로켈정 25mg, 뉴론틴캡슐 300mg 외, 세로켈정 25mg
- 마약성 진통제 : 타진서방정 20/10mg, 아이알코돈정 5mg

당시 항암치료를 받으면서 이 약들을 하루라도 복용하지 않으면 말초 신경통으로 인한 고통을 견디기 힘들 정도였습니다. 그래서 마지막 희망이라는 기대를 걸고 소우주 한방병원을 찾아갔던 것입니다.

2017년 5월에 소우주 한방병원을 찾아가 10박 11일간 입원하여 집중 치료를 받았습니다. 도저히 하지 못할 것 같던 1일 3회 관장, 흰 쌀이 하나도 섞이지 않은 현미잡곡밥과 싱거운 채소 반찬 위주의 식단 등 모든 것을 바꾸는 시간이었습니다.

그리고 놀라운 일이 일어났습니다. 위에 열거한 약들을 하루라도 안 먹으면 통증 때문에 극심한 고통을 겪어왔는데, 소우주 한방병원에서의 집중 치료 이후 이 약들을 완전히 끊을 수 있게 된 것입니다. 약 없이도 혈압이 125/68 수치를 유지하게 되었고, 체중도 항암치료 전과 비슷해졌습니다.

우연히 갔던 한의원에서 소우주 한방병원을 추천받아 조기용 원장님을 만나게 된 것은 내 인생의 행운이었습니다. 물심양면으로 나를 보살펴주셨던 조기용 원장님과 의료진에게 깊이 감사드립니다.

02 오랜만에 약을 끊을 수 있게 되다

- 김OO 씨 (남성, 74세)

74세의 김OO 환자는 몸 전체가 종합병원이라고 할 수 있을 정도로 온갖 질병을 앓았습니다.

갑상선암 수술 2회, 방광암 수술 2회, 위암과 폐암, 게다가 봉와직염으로 발등이 퉁퉁 부어 입원치료도 했습니다. 그러다 보니 약도 고혈압 약, 갑상선 약, 정신과 약, 수면제 등 여러 가지 약을 복용하고 있었습니다. 다리를 절고 보행이 불편하며, 소변 볼 때 찌릿찌릿하고 시원하게 나오지 않는 증상을 겪은 데다, 치매 진단을 받은 후로는 치매약까지 복용하게 되었습니다.

노부부가 지방에서 펜션을 운영하며 살던 평화로운 삶은 이제 되돌릴 수 없게 되었습니다. 몸은 갈수록 힘들어지고 병의 가짓수는 나날이 늘어나기만 할뿐 회복이나 치유는 이루어지지 않으니 대책이 없는 상태였습니다. 김 씨의 부인도 펜션 관리와 남편

병 수발에 나날이 지쳐갔습니다.

 김 환자의 사례는 우리 주변에서 어렵지 않게 볼 수 있는 중환자의 사례로서, 우리 몸을 국소적인 개념으로만 접근하는 현대 서양의학의 단면을 보여줍니다. 몸을 하나의 전체로 보지 않고 국소적인 질환만 억제하는 치료만 하다 보니, 병명이라는 결과로만 보고 병명만을 치료 대상으로 하는 것입니다. 그래서 아무리 치료를 해도 몸이 건강해지는 것이 아니라 오히려 더 나빠지고 병명의 종류만 늘어가고 그에 따라 복용하는 약의 가지 수도 늘어만 가는 것입니다.

 김 환자의 경우에도 이 같은 과정을 밟고 있다가 소우주 한방병원을 찾아오셨습니다. 초기에는 소우주 한방병원에 입원토록 하여 집중 치료를 진행하였는데, 보호자가 없을 때는 밤에 주무시다가도 일어나서 밖으로 나가시기도 하고, 인지능력이나 방향감각 등이 없어서 엉뚱한 자리에 가시기 일쑤였습니다.

 김 환자의 치료를 위해 우선 치아교정장치(NB)로 너무 낮아져 있는 어금니의 높이를 높여주는 치료를 시작하고, 경추와 두개골이 어긋나고 잠긴 부분을 추나요법으로 풀어주고 교정하였습니다. 또한 어혈로 뭉쳐서 떡이 된 피를 해독하기 위해 독소를 배출시키는 치료를 진행하였습니다. 소우주 병원에서는 식이요법을 아주 강력한 치료의 기본으로 하기 때문에, 환자의 식단도 이전과 완전히 바꾸도록 하였습니다. 적합성 테스트를 하여 몸에 부담되는 약이나 음식은 중단하고 몸에 맞는 약과 음식으로 복용하게 하였습니다.

이러한 집중 치료를 지속하자, 김 환자의 상태는 눈에 띄게 호전되어 갔습니다. 해독으로 피가 맑아지니 자연적으로 머리가 가벼워지고 혈압이 내려가 잠도 잘 주무시게 되었습니다. 고혈압약, 수면제 등의 약이 필요 없어지고, 치매 증상도 가벼워져 일상생활이 가능해졌습니다.

이러한 결과는 병을 병명으로 접근하지 않았기 때문에 가능한 것입니다. 우리 몸을 하나의 유기체로 보는 전일론적인 관점, 즉 '하나와 전체는 통한다'는 개념으로 접근했기에 비로소 치유가 시작될 수 있었습니다. 김 환자는 많은 병명을 달고 있었지만, 이 병들은 하나하나가 따로가 아니고 다 연결되어 작용합니다. 때문에 피가 맑아지고 몸의 구조가 정상화되자, 고혈압약이나 수면제가 없어도 혈압과 수면이 정상화되고 오히려 건강해진 것입니다.

김 환자 사례에서 볼 수 있듯이 우리 몸은 피가 맑고 깨끗해야 올바로 재생이 되고 튼튼하게 유지가 되어서 무병장수를 누릴 수 있습니다.

그런데 현대 생활은 농사와 유통, 가공, 소비가 별도로 이루어지다 보니 식탁에 오르는 음식물에는 사실은 사람이 먹어서는 안 되는 성분이 뒤섞인 채 겉만 화려하게 포장되어 우리 입으로 들어가게 됩니다. 일상생활에서 섭취하고 흡수하는 모든 성분들이 결국에는 피를 오염시켜서 병이 생기는 것입니다.

이는 의료도 마찬가지입니다. 현대의학의 진단과 치료 과정은 언뜻 보면 정교하고 과학적으로 보이지만, 결과적으로는 병의 가지 수와 복용하는 약의 가지 수만 늘어나게 됩니다. 이것은 우리가 바라는 건강한 삶과 더욱 멀어지게 만듭니다.

따라서 기본에 충실한 건강 접근이 필요합니다. 올바른 농사법으로 농사지어 흙의 기운이 오롯이 살아 있는 농산물을 섭취하고, 올바른 요법을 통해 전신의 피를 맑게 하여 몸의 기능이 올바르게 돌아가도록 하면 우리 몸은 건강해지고 병은 저절로 사라집니다.

03 말기 암의 고통으로부터 희망을 찾았어요

- 한OO 씨 (여성, 55세)

아직 50대 중반에 불과했던 저는 자궁암, 폐암에 걸린 데다 림프 골반 전이로 인한 전신 통증으로 보행의 불편까지 겪고 있는 중환자였습니다. 게다가 고혈압, 갑상선기능항진증을 앓고 있었고, 좌측 눈의 가성 안구 종양으로 9년간 스테로이드제를 복용하였습니다. 말기 암이 전신에 전이된 상태로 대학병원에서는 더 이상 치료 방법이 없다는 선고를 받아 눈앞이 캄캄했습니다.

더 이상 희망이 없던 제가 소우주 한방병원을 찾게 된 것은 친척의 권유였습니다. 간호사로 일하는 올케가 15년 전에 유방암 진단을 받은 후 소우주 한의원에서 치료받고 완치된 적이 있었다면서 얼른 조기용 원장님을 찾아가라고 했습니다.

대학병원에 입원해 있다 곧바로 소우주 한방병원을 찾은 저는 초진 진단 후 간단한 설명과 함께 치료를 받았습니다. 그 경험은 너무도 놀라웠습니다. 즉시 눈과 머리가 맑아지고 속이 개운해지고 통증이 사라져 살 것 같았습니다. 저는 더 망설일 것도 없이 소우주 병원에 6개월간 입원해 집중 치료를 받았습니다.

   결과는 놀라웠습니다. 처음에는 감기로 인한 콧물까지 심해서 컨디션이 말이 아닌 상태였는데, 하루하루 전신의 증상들이 곧바로 개선되고 통증이 사라지고 몸이 가벼워지는 것이었습니다.

   평소 온갖 병으로 수많은 약을 달고 살아온 데다, 우측 발목이 아파서 수술도 해야 했는데, 어느 순간부터 발목 통증도 별로 느껴지지 않았습니다. 여기저기 염증이 많다 보니 발에 무좀도 있어서 어떤 방법으로도 치료가 안 되었는데 점차 무좀도 줄어들고 발이 깨끗해졌습니다.

   가족들은 제가 음식을 먹을 때 되새김질 하는 습관이 있다고 지적하곤 했는데 소우주에서 치료를 받은 후로 그런 습관도 사라졌습니다. 어깨도 아파서 팔을 들 수가 없을 정도로 항상 고통받는데 어느 날부터는 팔을 마음대로 올릴 수가 있게 되었습니다.

   특히 고혈압 약, 갑상선 약, 안구 종양으로 먹던 스테로이드제 등 일체의 약을 더 이상 복용하지 않는데도 몸은 더 좋아지고, 장기간의 약 복용으로 부담이 크던 위장까지 더 편해지니 더할 나

위 없었습니다.

조기용 원장님은 제가 '모범 환자'라며 격려해주셨는데, 지긋지긋한 병으로 오래 고통스러웠던 저로서는 마지막 희망을 찾은 것이었기에 치료를 게을리 할 이유가 없었습니다.

"소우주 한방병원의 치료 원리는 자연요법과 통합치료입니다. 한 가지 병명만을 치료하면 그것은 결과에서 접근을 하는 방식이니 원인 해결이 안 되는 것입니다. 원인으로 접근해서 해결해야 결과까지 치료될 수 있습니다."

원장님의 설명 덕분에, 지난 오랜 세월 받은 치료들이 왜 소용이 없었는지 알 수 있었습니다. 조기용 원장님의 말씀에 의하면 그동안 앓고 고생한 병들은 원인이 아닌 결과에 접근한 것이었습니다. 그래서 오랜 시간 약을 먹고 치료해도 해결되지 않고 더 악화되어 결국 말기 암으로 진행된 것입니다.

소우주 한방병원에서의 치료법은 병을 직접 공격하기보다는 몸 전신의 차원에서 병이 살 수가 없도록 환경을 조성해주는 방법이었습니다.

약 6개월 입원치료 후 저는 믿을 수 없을 정도로 건강이 회복되어 퇴원할 수 있었습니다. 그동안 같이 있던 동료 환우들 중에는 절망적인 상태로 소우주 병원에 와서 너무 빠르게 좋아졌다가 주변의 유혹으로 다시 잘못된 선택을 해서 나빠지고 재발하고 실패하는 경우도 있었습니다.

그러나 저는 처음 진찰 후부터 소우주 한방병원 치료법을 100퍼센트 신뢰하고 따르며 흔들림 없이 초지일관해서 치료받았기에 회복이라는 선물을 받은 듯했습니다.

"암을 직접 공격하기보다는 암이 살 수가 없도록 무너진 몸 전체의 환경을 바로잡아 주면 암은 저절로 사라집니다."

소우주 한방병원에서 배운 암 치료 원리를 기억하며, 앞으로도 배운 대로 식습관과 생활습관을 지키며 열심히 관리하겠다고 다짐했습니다. 희망을 찾아준 조기용 원장님에게 다시 한 번 감사드립니다.

04 몸의 조화를 되찾을 때 건강도 회복된다

- 강OO 씨 (여성, 70세)

70세의 강OO 환자는 오랫동안 기관지 천식을 앓다가, 10년 전에 소우주 한방병원에서 추나요법으로 교정치료를 받고 한약을 복용하면서 호흡이 개선된 적이 있는 환자였습니다. 그러나 최근에 다시 천식 진단을 받고 약을 먹다가 과거 치료 한 경험이 생각나서 왔다고 했습니다.

강 환자는 치아가 닳아 합죽한 입이었고, 생혈액 검사를 했을 때 혈액 속 혈구들이 엉겨 붙은 상태로 어혈이 심한 상태였습니다. 특히 몸의 구조가 무너져 있었습니다. 척추가 측면에서 보면 S자가 되어야 정상인데, 목에서 등으로 이어지는 허리뼈가 1자로 어긋나 있어 척추가 온전한 기능을 할 수 없는 상태였습니다. 그래서 늘 엉거주춤한 자세가 되었습니다.

심장병, 고지혈증, 고혈압, 천식 등 여러 가지 병만 늘어나고, 손이 저려서 물건 잡기도 힘들어졌다고 하셨습니다. 병원에서 처방하는 각종 약을 복용해도 몸은 점점 더 힘들어진다고 호소하셨습니다. 강 환자의 증상들은 전신의 관점에서 보면 악화되는 것이 당연한 이치였습니다.

우선 턱관절, 목뼈, 등뼈, 허리의 어긋난 부분을 풀어주는 치료를 진행하고, 청장 및 청혈해독 요법으로 피를 맑게 하니 바로 호흡이 편해졌습니다. 재진에서는 천식 약이 없어도 호흡, 손발 저림이 개선되었다고 하셨습니다.

환절기가 되면 부쩍 기관지 천식 환자가 늘어납니다. 특히 암 환자 등 중증 질환자는 감기만 걸려도 폐렴으로 진행되어 위독해지는 경우가 많습니다.

모든 병이 다 그렇지만 기관지 천식 환자일수록 자세와의 관계 즉 척추와 아주 밀접한 관련성이 있습니다. 이런 환자들은 우선 자세가 틀어져 구부정하여 한눈에 보기에도 불안정한 모습임을 알 수 있습니다. 게다가 만성 기관지 환자라면 심장병, 고혈압 등의 질환이 같이 수반 됩니다.

자세가 틀어지면 뇌가 균형을 잃고 뇌기능이 저하되어 뇌 척수액의 생산과 순환에 문제가 생깁니다. 목뼈를 통해 척추 마디마다 연결된 신경과 내장 기능들이 유기적으로 잘 작용해야 우리 몸이 건강하게 돌아가는데, 이와 같은 기능들이 잘 돌아가지 않는 것을 '자율신경 실조증'이라고 합니다. 이 병은 약만 먹어서는 잘 낫지 않고 자세 불량을 같이 해결해줘야 치료가 잘 되고 재발도 않게 됩니다.

자율신경 실조증으로 오는 병들도 결국 각각의 병명에 대한 치료에 그치기보다는 전체의 조화를 찾아주는 것이 근본 치료법입니다. 또한 건강 유지를 위해서는 맑은 피를 유지할 수 있도록 유기농 식재료로 만든 식사를 하고, 운동, 체조, 요가, 스트레칭 등으로 심신을 가꾸는 것도 중요합니다.

5장

무엇이든 물어보세요

Q 1. 말기 암 통증은 어떻게 케어하나요?

A 암 통증은 해독이 열쇠입니다.

보건복지부에서 발표한 자료에 의하면, 전체 암 환자 중 약 15~20%가 말기 암 환자로 분류됩니다. 이러한 말기 암 환자의 80~90%는 암 통증으로 고통에 시달립니다.

말기 암 통증은 크게 2가지로 나누어볼 수 있습니다.

첫째, 침해 수용성 통증입니다.
이는 침해 수용기에 의하여 통증이 느껴지는 경우로, 통증을 담당하는 말초 통각 수용체에 온도나 화학, 기계 등의 이유로 유해 자극이 가해져 발생하는 통증입니다. 침해 수용성 통증은 암 자체가 내장, 뼈, 혈관 등을 침범하여 발생하거나, 항암치료 과정에서 일어나는 내장 연부조직 등의 변화로 인하여 발생합니다.

둘째, 신경병증 통증입니다.

이는 접촉 또는 차가운 것에 과민반응하는 것으로 가벼운 접촉으로도 통증을 유발합니다. 신경병증 통증은 신경세포의 기능 이상과 손상, 암세포에서 생성되는 물질, 항암 과정에서 혈관 및 신경의 변화 및 손상으로 인하여 발생하기도 합니다.

이러한 말기 암 통증을 완화하는 방법으로는 통상적으로 다음과 같은 것들이 있습니다.

첫째, 현대의학에서 주로 사용하는 것은 약물입니다.

말기 암 통증을 완화하기 위한 약물로는 진통제, 항우울제, 항경련제, 스테로이드제 등이 있으며, 진통제의 경우 타이레놀 같은 약한 진통제부터 마약성 진통제까지 다양한 종류가 있습니다. 그러나 이러한 약물 사용은 부작용이 있고, 근본적인 치유에 이르지 못한다는 한계가 있습니다.

둘째, 마사지입니다.

아픈 부위 주위를 가볍게 두드려주거나, 마사지를 통하여 통증을 완화할 수 있습니다.

셋째, 찜질입니다.

아픈 부위에 손상이 가지 않을 정도의 얼음주머니 또는 따뜻한 물주머니를 갖다 대어 통증을 완화시킬 수 있습니다.

넷째, 한방요법입니다.

한방요법은 자연요법으로 크게 부작용이 없으며 해독 등을 통하여 환자의 고통이나 통증을 바로 해결해줍니다.

소우주 한방병원에는 말기 암 통증 완화를 위한 여러 가지 프로그램이 있습니다.

첫째, 도포와 발포요법입니다.

이는 대량의 한약재를 가루 내어 몸에 붙이는 방법으로, 이 요법을 시행하면 피부를 통해 대량의 독이 몸 밖으로 배출됩니다. 이때 해독이 이루어지면서 통증이 줄어들고 사라지게 됩니다.

둘째, 간 해독입니다.

간 해독은 간에 쌓인 담석, 기생충, 노폐물 등을 빼내 주어 통증을 완화시키는 방법입니다.

셋째, 청장요법은 해독 목적의 관장입니다.

이는 항문으로 투여된 약물이 혈관을 타고 들어가 간을 직접적으로 해독하는 방법으로, 독소 배출을 해줌으로써 몸의 면역력을 증진시키고 통증을 완화하는 효과가 있습니다.

Q 2. 암 환자의 해독요법으로는 어떤 것들이 있나요?

A 청혈, 청장요법 등이 있습니다.

우리의 몸은 문제가 생겼을 때 스스로를 치유하는 자가치유 능력을 가지고 있습니다. 건강한 면역체계가 중요한 이유가 바로 여기에 있습니다. 면역력이 약하다면 바이러스와 독소가 우리 몸에 침투했을 때 제대로 대응할 수 없을 것이며, 반면 면역력이 높다면 바이러스와 독소가 쉽게 몸 안으로 들어올 수도 없고 들어오더라도 금방 제거되어 신체를 보호할 수 있습니다.

가장 두려워하는 질병인 암에 걸린 환자들 중에도 자연스럽게 호전되는 사례가 종종 나타나는 것은 바로 이러한 신체의 자가치유능력과 관련이 있습니다. 암에 걸려도 해독이 제대로 이루어지면 면역력도 정상화되고, 항암 과정에서 발생했던 여러 불편함을 줄일 수 있습니다.

소우주 한방병원에는 오랜 세월의 연구와 노하우를 바탕으로 환자 상태마다 적합한 치료 프로그램을 마련하여 다양한 암 해독 요법을 하고 있습니다. 청혈해독요법, 청장요법, 15일 해독 및 세포 재생 프로그램 등 신체의 자가치유능력을 높이고 건강한 신체 체계를 바로잡는 치료를 진행합니다.

첫째, 청혈해독요법은 간, 신장, 대장, 피부, 이렇게 4가지 기관에 초점을 맞추어 해독을 하고 면역력을 복원하는 방법입니다.

간을 통한 해독은 오염물질, 중금속을 배출하기 위한 목적이고, 신장의 노폐물, 대장의 숙변을 제거하여 건강한 세포를 재생하는 밑바탕을 만듭니다. 피부 또한 호흡 작용을 기반으로 노폐물을 배출하도록 돕는 원리입니다.

둘째, 청장요법의 경우 해독과 관장을 함께 하는 치료입니다.

청장탕이라는 한약재를 대장에 주입해서 독소까지 변으로 배출하는 방법으로, 청장요법 전후의 혈액 상태를 비교해보면 그 차이를 확인할 수 있습니다.

셋째, 체내에 축적된 독소를 배출하고 영양의 균형을 맞추는 14박 15일의 프로그램을 통해서도 신진대사의 기능을 회복하는 데 있어

긍정적인 결과를 기대할 수 있습니다.

　단, 암 해독을 진행하기에 앞서 환자 개개인의 상태를 꼼꼼하게 살펴보는 것부터 시작해야 합니다.

Q 3. 암이 턱관절 문제와 연관 있는 이유는 무엇인가요?

A 인체의 모든 면역기능의 배후에는 뇌가 있기 때문입니다.

심장이 제대로 운동하여 혈액순환이 원활했다면, 신장과 간장이 제 기능을 다했다면, 그 밖에 내장기관과 피부, 몸의 구성요소들이 조화롭게 맡은 일을 잘 해냈다면, 우리 몸은 병에 걸리지 않을 것입니다.

이 모든 것이 제대로 움직이고 기능하도록 하는 배후에는 바로 뇌가 있습니다. 뇌는 두개골 안에서 보호받으면서 원활히 운동하고 숨을 쉬어야 제 기능을 할 수 있습니다.

뇌의 기능 중에서 뇌하수체는 호르몬을 생산하고 조절하는 역할을 하는데, 호르몬의 작용이 원활해야 면역체계가 튼튼해지고 세포의 생성과 소멸에 문제가 없으며 대사가 잘 이루어집니다. 또한 뇌에서 생산된 뇌척수액이 순환하면서 대사에 원활히 관여해야만 건강에 이상이 없습니다.

그런데 이때 두개골과 턱관절, 목뼈와 허리뼈가 눌리거나 틀어져 있으면 어떻게 될까요? 분명히 뇌가 움직이고 숨을 쉬는 데 방해가 됩니다. 뇌척수액이 흐르는 길이 틀어지고 막혀 제때 제대로 공급되지 못하기 때문입니다. 즉 뇌는 우리 몸의 주체요, 생명력의 원천입니다.

이 두뇌 활동에 문제가 생긴다면 병이 생기기 시작하므로, 건강한 몸을 만들려면 병의 시작점인 뇌가 제대로 기능을 해야 합니다. 그러기 위해 몸을 맑고 바르게, 그리고 마음을 밝게 함으로써 뇌의 기능을 살려 건강을 되찾아야 합니다.

암과 같은 질병에 걸리면 대부분의 사람들은 병에 걸린 특정 부위의 통증에 대해 두려움을 갖습니다. 질병의 병명을 끔찍한 것으로 생각하고 그것을 몸 밖으로 쫓아버리면 병이 낫게 될 것이라고 믿습니다.

하지만 한의학에서는 질병을 치료할 때 질병을 '다스린다'고 표현합니다. 이는 질병을 두렵고 무서운 것으로 바라보는 대신 몸의 구조적 문제, 혈액 오염, 숙변과 노폐물 축적, 영양 불균형, 혈액순환 부등속, 사과 연기의 불균형, 심리적·영적 불안, 환경적 요인 등에서 근원을 찾아 보살피고 달래서 병을 낫게 하는 것을 의미합니다.

실로 모든 병에는 그 근원이 있게 마련입니다.

불규칙한 생활습관과 건전하지 못한 식생활이 질병을 가져온다는 사실과 더불어, 만병의 원인이 되는 또 하나의 불균형 질병 기전이 바로 턱관절의 불균형으로 인한 뇌 기능의 퇴화입니다.

그래서 원인 불명의 요통과 두통, 그 외의 다양한 만성 질병이 턱뼈의 불균형에서 발생한다는 연구 결과가 있습니다. 세계적인 미국 육상 선수 칼 루이스가 치아를 교정한 뒤 월등한 기록을 내어서 주변을 놀라게 한 사실이 있는데, 이후 일본 후생성이 연구비를 투자해 턱뼈 부정교합과 관련한 연구팀을 구성한 일도 있습니다.

이뿐만 아니라 오래전부터 진행된 연구 결과에 의하면 치아와 턱뼈의 불균형과 부정교합이 원인 불명의 두통, 불면, 불안, 월경 불순, 목과 어깨 결림, 만성피로, 근육과 혈류, 신경계와 내분비계 장애 등을 일으키며 심지어 몸의 균형 상태를 서서히 무너뜨려 신경계, 골격계 등에 광범위한 영향을 미치는 것으로 나타났습니다. 이 같은 불균형이 암과 같은 치명적 질환을 발생시킬 수 있다는 가능성도 확인되었습니다.

환자분들 중에는 암과 턱관절이 어떤 관계가 있는지 질문하시는 경우가 많은데, 이처럼 몸을 하나의 전체로 보고 내부의 시스템과 외부의 구조를 연결하는 관점으로 바라본다면 쉽게 이해할 수 있을 것입니다. 턱관절 교정은 일종의 인체 종합 근본치료 요법입니다. 하나의 증상, 하나의 암을 치유하기 위함이 아닌, 전반적인 신체의 균형과 원활한 대사작용을 촉진하고 그에 따른 면역력 증강을 기대하는 것입니다. 암 치료는 '근본적인 치료'가 가장 중요하다고 강조하는 이유가 여기에 있습니다.

Q 4. 암을 치료하는 데 혈액과 세포의 건강이 중요한 이유는 무엇인가요?

A 혈액을 맑게 하고 세포재생능력을 높여야 자가치유능력이 회복되기 때문입니다.

암 환자들이 가장 자주 호소하는 것 중 하나는 통증 외에도 피로감입니다. 암을 극복해야 하는 암 환자들에게 있어 피로는 독이나 다름없습니다.

항암 등 오랜 투병 생활로 인해 암 환자들은 근육량이 감소해 체력이 저하되고 신체능력이 감소하는데, 활동량의 감소는 피로를 가중시키고 신체활동량이 감소하면 암 극복에도 걸림돌이 될 수 있습니다.

이러한 피로감을 완화시키기 위해서는 몸속에 있는 독을 해독시켜야 하는데, 암 환자들은 스스로 해독시키는 능력이 떨어져 있는 상태입니다. 따라서 해독 능력을 증진시키는 것이 암 극복의 핵심입니다.

소화효소가 충분하지 못한 환자들에게 효소를 통해 영양소를 쉽게 섭취하게 하여 소화 기능을 극대화시키고, 세포와 혈관에 쌓인 독소 노폐물은 분해시켜 체외로 배출시킵니다. 또한 항염, 항균 기능을 도움으로써 혈액 속 백혈구의 운반을 원활하게 해야 세균, 바이러스 등의 활동을 억제할 수 있습니다.

피의 흐름이 원활해지면 아미노산 합성작용에 의해 세포의 생성도 정상화되고, 낡은 세포는 신속히 제거할 수 있습니다. 즉 신체의 세포 기능을 원활하게 함으로써 암 극복에 반드시 필요한 백혈구 능력과 자연치유력을 증진시키는 것이 암 치료의 핵심이라 할 수 있습니다.

혈액과 세포의 건강 상태를 확인하기 위해 소우주 한방병원에서는 채혈과 동시에 생혈액과 산소가 접촉하지 않도록 커버 유리로 덮은 다음 현미경으로 관찰하여 확인합니다. 이런 생혈구 검사를 통해 피의 청탁, 즉 맑고 탁한 정도를 확인한 후 이를 토대로 환자에 맞는 치료와 처방을 하게 됩니다.

Q 5. 암 환자 혹은 암 치료 후 회복기에 있는 환자는 어떤 음식을 먹어야 하나요?

A 기존의 밥상을 완전히 바꾸어야 합니다.

농약이나 화학비료 범벅인 농산물, 인스턴트식품과 과한 양념 속의 화학물질들은 몸속에 독소를 쌓아 고스란히 암과 난치병으로 나타납니다. 따라서 이제부터라도 밥상을 바꿔, 먹는 것이 독이 되지 않도록 해야 합니다.

현미밥

현대인의 밥상에 오르는 흰 쌀밥의 백미는 도정 과정에서 씨눈이 떨어져 영양은 부족하고 과식을 유발하며 섬유소가 부족해 배변과 혈당에 도움을 주지 못합니다. 따라서 영양의 보고인 씨눈이 붙어 있고 섬유소가 풍부하여 영양과 배설에 이로운 현미밥으로 바꾸는 것이 좋습니다.

발효음식

우리나라 사람들은 예로부터 된장, 김치 등 발효음식을 먹었습니다. 발효음식에 들어 있는 다양한 미생물은 신진대사를 활발하게 하여 혈전을 없애주며, 장 내 산도를 낮춰 유해균을 없애는 정장작용을 합니다. 이를 통해 면역력을 증진시키고 혈압을 낮추며 체내 독소와 발암물질을 억제합니다.

제철 유기농 채소와 과일

원래 우리나라는 사계절이 뚜렷해 계절마다 다양한 채소와 과일을 먹는 것이 자연스러웠습니다. 요즘에는 수입산 과일도 많이 먹지만, 수입 열대 과일은 몸을 차게 해서 한국인의 체질에는 잘 맞지 않습니다.

따라서 면역력이 약해졌거나 병으로 투병 중인 사람일수록 우리 땅에서 난 제철 채소와 과일, 특히 농약과 화학비료를 줄인 유기농 농산물을 먹어야 합니다. 채소와 과일은 섬유질과 비타민의 보고이자 항산화물질이 풍부하여 체내 독소 축적을 막아주는 효과가 있습니다.

6장

언론에 소개된 소우주 한방병원 조기용 박사

언론 보도처

YTN
시사매거진
내일신문
머니투데이
바이오타임즈
스포츠조선
강남서초 내일신문

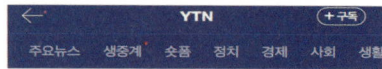

친환경 웰빙 먹을거리로 내 몸 건강 지키기

입력 2015.11.14. 오전 11:00 수정 2015.11.14. 오전 11:05

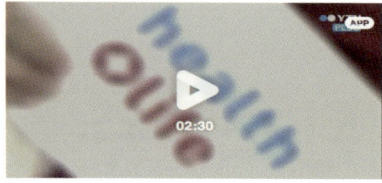

[앵커]
안녕하세요. YTN 헬스플러스라이프 이윤지입니다.

서구화된 생활환경 등으로 각종 질병을 호소하는 현대인들이 늘고 있는데요.

자연 속 좋은 먹거리로 건강해지는 법 알아보겠습니다.

[앵커]
최근 각종 질병을 앓는 현대인들이 늘고 있는데요. 그 원인은 뭔가요?

[인터뷰: 소우주한의원 조기용 원장]
서구화된 생활환경의 문제가 근본적인 원인입니다. 자동차를 많이 이용하고 실내 생활을 많이 하게 되면서 관절과 근육의 힘이 약화되어 쉽게 부상을 입게 됩니다.
또한 가공 조리된 음식물 섭취로 인해 우리의 피가 오염되기 때문입니다. -----

[앵커]
평소 질병을 예방하기 위해서 어떤 점을 기억하면 좋을까요?

[인터뷰]
우리 몸은 만성 탈수에 시달리고 있습니다.
하루 평균 2L 이상의 물을 섭취하는 것이 중요합니다. 또 건강한 신체를 유지하기 위한 근본은 음식입니다.
화학물질인 방부제, 색소 등이 함유된 음식은 몸에 해

연 건강식을 섭취하는 것이 좋습니다.

[앵커]
대표적인 먹거리에는 어떤 것들이 있나요?

[인터뷰]
비타민 C와 무기질 섬유가 풍부한 야채 종류와 배 사과 감귤 등 여러 가지 과일들이 좋습니다.
또 자연에서 나는 가시오가피는 허약체질 개선에 도움을 주는 식물이라 할 수 있습니다.
특히 면역력을 높여주는데 도움을 주는 차가버섯은 베타글루칸 성분을 가지고 있어 항암 작용을 합니다. 차가버섯의 추출물은 성인병을 예방하는데 도움을 줄 뿐만 아니라 치료에도 활용되고 있습니다.

[궁금해요]
Q. 자연 속 먹거리 섭취 시 주의사항

A. 각가지의 음식물에는 각각의 영양분을 함유하고 있기 때문에 몸에는 도움이 되겠지만 혹시 각 체질상 맞지 않으면 독이 되고 질병을 초래할 수 있습니다. 따라서 전문가의 도움을 받아 안전하게 섭취 하는 것이 중요하며 좋다고 무조건 많이 드시는 것 또한 몸에 무리를 일으킵니다.

[자연 속 먹거리 Plus!]
1. 화학물질이 없는 자연식 섭취로 질병 예방
2. 비타민과 무기질이 풍부한 야채, 과일 등
3. 허약체질 개선에 도움을 주는 가시오가피
4. 면역력을 높여주는 차가버섯

[앵커]
올바른 식습관은 건강의 첫 걸음이라고 하죠.
평소 좋은 먹거리와 올바른 생활 습관을 기억하셔서 건강 지키시길 바랍니다.
헬스플러스라이프 이윤지입니다.

진행 이윤지 / 촬영·편집 박세근, 정원호 / 구성 공영주, 강재연 / AD 강승민, 전보람

문의 : 소우주한의원 (1588-9753), 가평차가원 (031-582-7702)

[저작권자(c) YTN & YTN PLUS. 무단 전재-재배포 금지]

출처 : YTN

조기용 소우주요양병원장, '2019 희망한국 국민대상' 의료대상 수상

▎건강의료부문 영예

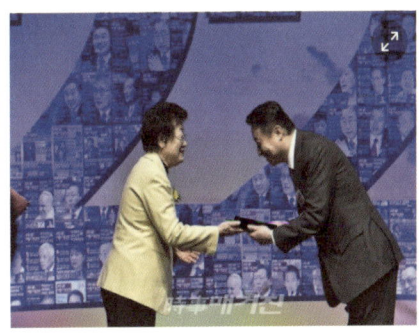

조기용 소우주요양병원장(오른쪽)이 수상 중이다.

[시사매거진=김태훈 기자] 2019 희망한국 국민대상 시상식이 28일 서울 중구 소공동 롯데호텔에서 열린 가운데, 조기용 소우주요양병원장이 의료대상 건강의료부문을 수상했다.

조기용 원장은 대한 한의학회대의원 총회 의장을 역임했다.

조 원장의 '암에 걸려도 살수 있다'는 저서는 현재 베트남어로 번역돼, 이를 접한 환자들이 한국에 들어와 치료를 받는 등 33년의 임상으로 난치병 치료에 기여하고 있다.

한편 희망한국 국민대상 준비위원회가 주최하고 시사매거진이 주관한 이번 시상식은 장상 세계교회협의회 아시아대표 공동의장이 대회장을 맡아 수상자들에게 직접 시상했으며, 주대준 CTS 인터내셔널 회장이 선정위원장을 맡아 수상자들을 선정했다.

황수경 아나운서의 진행으로 시작된 '2019 희망한국 국민대상' 시상식에서는 각 부문의 시상식과 함께 시사매거진 신임 대표로 차준헌 대표가 위촉되었으며 정광영 한국잡지협회 회장의 축사가 이어졌다.

탤런트 이정용과 탤런트 최완정의 사회로 진행된 2부에서는 시사매거진 창간 22주년 기념식이 진행되었다.

출처 : 시사매거진

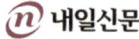

암 치료 후 관리, 병 근원 찾아 치유하는 것이 핵심

2017-07-17 15:32

'소우주요양병원' 조기용 원장이 밝힌 '중증·난치병 환자의 건강 관리법'
신체 교정과 해독으로 암 통증 완화 … 식이요법부터 해독·배변·양생 등 통합적 관리

암 환자는 병에 대한 공포심과 함께 극심한 신체적 고통을 겪는다. 이럴 때일수록 환자 스스로 완치할 수 있다는 확신을 하는 것이 중요하다. 한방·양방 협진으로 중증·난치병 환자를 돕는 '소우주요양병원' 조기용 원장(한의학 박사)을 만나 '암 치료 후 관리법'에 대해 들어봤다.

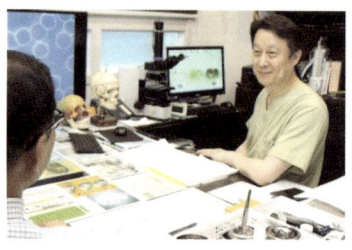

피부암 극복한 모친 사례 들어

암은 생명을 위협하는 무서운 적이지만, 반대로 암을 극복하고 건강하게 생활하고 있는 사람들도 있다. 30년 동안 중증·난치성 환자 치료에 앞장서 온 '소우주요양병원' 조기용 원장은 암을 이기려면 먼저 병에 대한 편견을 버려야 한다고 말한다. 자신의 어머니도 2002년 피부암 진단을 받았지만 암을 극복해 82세까지 10년 이상 더 살았으며, 조 원장 본인은 17년간 척추분리증으로 투병했던 경험이 있기에 누구보다 환자와 가족의 마음을 잘 알고 있기 때문이다.

조기용 원장은 "한의학적 관점에서 암은 결과일 뿐 원인은 다른 곳에 있다고 본다. 전신 구조와 기능의 조화가 무너지면서 신체대사에 장애가 생기고, 이로 인해 독소가 배출되지 않고 몸 속에 쌓여 결국 피부로 드러나는 것이 피부암이라고 보고 있다"며 어머니의 암 투병 사례를 언급했다.

또, "어머니는 젊었을 때 두통과 불면증, 관절염이 있었고 노년에 고혈압과 당뇨가 있었다. 원인을 짚어보니 젊은 시절 충치 때문에 어금니를 뽑은 후, 그 빈자리를 그대로 두어 전체적으로 치아가 부실하고 이로 인해 턱 관절에 문제가 생기고 경추가 어긋난 것으로 진단됐다. 몸에 정기를 북돋워 주고 사기를 물리쳐 주는 '부정거사'와 몸 안에 쌓인 독을 몸 밖으로 빼내고 원기를 보충하는 '해독보원'의 한의학 원리에 따라, 몸의 구조와 기능을 바로잡고 해독요법으로 피를 맑게 해 면역을 높여 건강해지고 암을 이겨냈다"고 밝혔다.

출처 : 내일신문

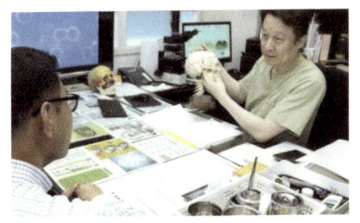

암 극복한 사람들의 공통점 주목

조기용 원장은 수많은 임상경험을 토대로 암을 극복한 사람들의 공통점을 발견했다. 스트레스 버리기, 잘못된 식생활 습관 교정하기, 자신의 몸 상태와 질병의 원인에 대해 의사만큼 바로 알고 그 병을 개선하기 위해 노력하고 실천하기'가 그것이다.

조 원장은 "누구나 암에 걸릴 수 있지만 같은 병에 걸렸더라도 그것을 이겨내는 방법은 제각각이다. 하지만 완치할 수 있다는 확신을 가지고 철저한 식단과 운동 계획, 암 치료 후 관리방법을 꾸준히 실천해야 한다. 특히 신뢰감을 주는 좋은 의사를 찾아 병 치료에 의지하는 것은 환자의 회복이나 병세 악화에 중대한 영향을 끼친다"고 설명했다.

실제로 투병생활을 했던 조 원장은, 자신의 병을 극복하기 위해 한의사가 되었고 식이요법과 교정에 관심을 갖고 연구해 1992년 '척추신경추나의학회' 설립 멤버로 참여했다. 또, 턱관절의 문제가 전신질환을 불러온다는 사실에 주목해 치과 치료와 추나 치료를 병행해 병을 극복한 뒤, 환자 진료에도 이를 적극적으로 활용해 턱관절 문제를 해결할 보조 장치를 개발했다.

조 원장은 "특허와 의료보조기(상품명 NB,

인체 내에 축적된 독소를 뺀다는 개념의 대체의학적 제독 요법인 '해독'(解毒, Detoxification, Detox)도 양한방의 시너지를 기대할 수 있는 치료 방법의 하나다. 서양 의학에서 해독은 치료를 통해 어떠한 증상이나 고통을 감소시켜 주는 것이 목적이라면, 동양 의학에서는 인체 내에 축적된 독소를 빼내 몸을 건강하게 하는 것에 집중되어 있기 때문이다.

해독 치료의 효과는 다양하다. 해독 치료를 통해 체지방 감량을 비롯해 에너지 생산 증가, 면역력 증가, 건강한 피부, 통증 감소, 수면 촉진, 마음의 안정, 소화 기능 촉진, 장 기능 회복, 자연치유력 강화 등의 효과를 기대할 수 있다. 하지만 적당한 시기와 방법에 대한 고민이 없다면 해독은 자칫 해독(害毒, Harm, Damage)이 될 수도 있다. 무엇보다 시기에 맞는 치료가 가장 중요하다. 다른 장기에 무리가 가지 않고, 자연스러운 조화를 꾀하는 것도 필요하다. 한방 치료에서 해독 프로그램이 비움, 태움, 채움의 과정으로 진행되는 이유기도 하다.

조기용 소우주 한방병원 원장은 "해독 치료를 통해서 대사성 질환 등을 빠른 시간에 잡을 수 있다"며 "단, 양한방 병행 치료의 경우 적절한 시기와 방법이 가장 중요한 요소"라고 설명했다.

해독 치료와는 별개로 추나요법이나 교정 등도 양한방 시너지를 기대할 수 있는 방법 중 하나다. 이러한 치료는 간이나 신장 등에는 독소를 제거하고, 부족한 효소는 보충할 수 있기 때문이다. 특히, 추나요법의 경우 한의사가 손 또는 신체 일부분을 이용하거나 추나 테이블 등의 보조 기구를 이용해 몸의 변화를 꾀한다.

조기용 소우주 한방병원 원장은 "추나요법은 다양한 경험이 가장 중요한 척도 중 하나"라며 "전체적인 과정을 통해 인체 균형을 잡아 개별적인 질환에 대처하는 것이 좋은 방법"이라고 설명했다.

[바이오타임즈=최진주 기자] news@biotimes.co.kr

출처 : 내일신문

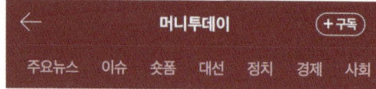

머니투데이

OBS '닥터&스타' 소우주한의원 조기용 원장 '추나요법' 눈길

입력 2014.09.15. 오후 4:19 수정 2014.09.15. 오후 4:20

[머니투데이 창조기획팀 이동오 기자]지난 6일 방송된 스타 메이크오버 프로그램 OBS '닥터&스타'에서는 탤런트 오미연이 출연해 과거 교통사고를 당해 얼굴만 무려 600바늘을 꿰매는 큰 수술을 경험한 아픈 상처와 고민을 털어놓았다. 그는 교통사고의 후유증과 스트레스 등으로 건강에 크고 작은 문제가 있었다.

이에 건강주치의 소우주한의원 조기용 원장은 오미연의 건강관리를 위해 세심하게 진단했고 건강검진 결과 체내 지방문제, 목과 척추 부위 디스크 등 문제가 있는 것으로 나타났다. 평소 건강관리에 철저했던 오미연은 다소 의외의 결과에 놀라워했다.

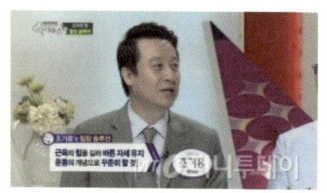

조기용 원장/사진제공=153프로덕션

조 원장은 생혈구 검사 결과를 토대로 그의 혈액상태가 가히 심각할 정도로 뭉쳐 있어서 만성피로 증상까지 왔다고 진단했다. 여기에 교통사고의 후유증으로 목, 어깨, 등이 굽어 있어서 목 뒷부분의 근육과 인대가 늘어나고 이에 따라 피로가 누적돼 어깨통증, 뒷목 뻣뻣함 증상까지 오게 된 상태라고 진단했다. 또한 최근 각광받고 있는 추나요법으로 오미연의 경직된 근육을 하나하나 풀어주고 해독요법으로 체내 독소를 제거하는 치료법을 제시했다.

프로그램 제작진은 "오미연씨가 조기용 원장의 추나요법과 해독요법으로 개선효과를 체험한 후 매우 만족해했고 방송을 본 시청자들까지도 조 원장의 치료방법에 많은 관심을 보였다"고 전했다.

OBS '닥터&스타' 프로그램을 총괄 제작·지원하고 있는 153프로덕션 김시현 대표는 "과거 큰 사고로 후유증과 스트레스를 겪고 있던 오미연씨가 다시 건강을 찾고 활기차게 일상으로 돌아가는 모습을 보며 보람을 느낀다"면서 "더욱 유익한 프로그램을 만들기 위해 최선을 다하겠다"고 밝혔다.
[내 삶을 바꾸는 정치뉴스 'the 300' 바로가기]['스페셜 걸' 포토][손안의 경제뉴스 머니투데이 모바일웹]['취업의 모든 것' 잡드림 바로가기]

창조기획팀 이동오 기자 canon35@

<저작권자 ⓒ '돈이 보이는 리얼타임 뉴스' 머니투데이, 무단전재 및 재배포 금지>

창조기획팀 이동오

출처 : 머니투데이

양한방의 조화…슬기로운 치료가 곧 건강이 된다

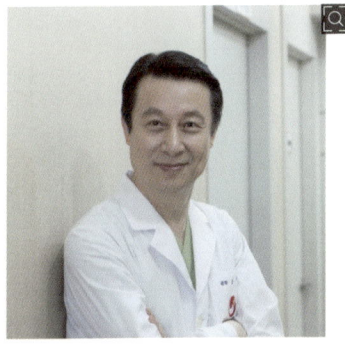

도움말=조기용 소우주 한방병원 원장

[바이오타임즈] 서양 의학과 동양 의학은 서로 다른 장점이 있다. 서양 의학은 과학적 기술과 연구를 기반으로 한 치료가 핵심이라면, 한방은 증상과 기질을 기반으로 한 치료가 중심이라고 할 수 있다. 두 의학은 같은 목적을 갖지만 치료 과정은 상이하다. 이 때문에 양·한방 통합 진료는 다른 방법과 치료를 통해 그 효용 범위는 넓어진다.

인체 내에 축적된 독소를 뺀다는 개념의 대체의학적 제독 요법인 '해독'(解毒, Detoxification, Detox)도 양한방의 시너지를 기대할 수 있는 치료 방법의 하나다. 서양 의학에서 해독은 치료를 통해 어떠한 증상이나 고통을 감소시켜 주는 것이 목적이라면, 동양 의학에서는 인체 내에 축적된 독소를 빼내 몸을 건강하게 하는 것에 집중되어 있기 때문이다.

해독 치료의 효과는 다양하다. 해독 치료를 통해 체지방 감량을 비롯해 에너지 생산 증가, 면역력 증가, 건강한 피부, 통증 감소, 수면 촉진, 마음의 안정, 소화 기능 촉진, 장 기능 회복, 자연치유력 강화 등의 효과를 기대할 수 있다. 하지만 적당한 시기와 방법에 대한 고민이 없다면 해독은 자칫 해독(害毒, Harm, Damage)이 될 수도 있다. 무엇보다 시기에 맞는 치료가 가장 중요하다. 다른 장기에 무리가 가지 않고, 자연스러운 조화를 꾀하는 것도 필요하다. 한방 치료에서 해독 프로그램이 비움, 태움, 채움의 과정으로 진행되는 이유기도 하다.

조기용 소우주 한방병원 원장은 "해독 치료를 통해서 대사성 질환 등을 빠른 시간에 잡을 수 있다"며 "단, 양한방 병행 치료의 경우 적절한 시기와 방법이 가장 중요한 요소"라고 설명했다.

해독 치료와는 별개로 추나요법이나 교정 등도 양한방 시너지를 기대할 수 있는 방법 중 하나다. 이러한 치료는 간이나 신장 등에는 독소를 제거하고, 부족한 효과는 보충할 수 있기 때문이다. 특히, 추나요법의 경우 한의사가 손 또는 신체 일부분을 이용하거나 추나 테이블 등의 보조 기구를 이용해 몸의 변화를 꾀한다.

조기용 소우주 한방병원 원장은 "추나요법은 다양한 경험이 가장 중요한 척도 중 하나"라며 "전체적인 과정을 통해 인체 균형을 잡아 개별적인 질환에 대처하는 것이 좋은 방법"이라고 설명했다.

[바이오타임즈=최진주 기자] news@biotimes.co.kr

출처 : 바이오타임즈

[의료인사이트] 추나-청혈-식이요법으로 질병을 치료하라!

입력 2013.06.14. 오전 11:21

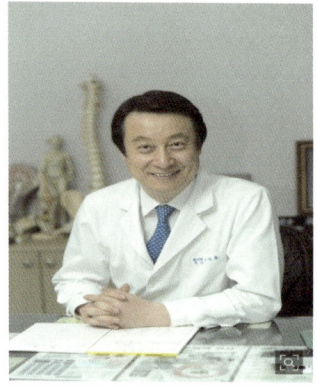

◇소우주한의원 조기용원장

사회적 성공이나 부의 축적 보다 중요한 것은 건강을 잃지 않는 것이다. 아무리 성공한 부자라도 건강을 잃게 된다면, 그것을 다시 찾기 위해서는 엄청난 시간과 노력이 필요하기 때문에 현대인들에게 건강은 그 무엇보다도 중요한 삶의 목표가 되고 있다.

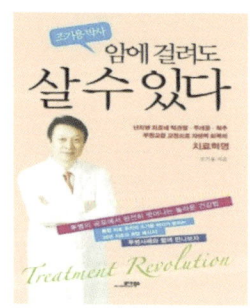

출처 : 스포츠조선

약 보다 한의학을 통한 치료를 점점 더 선호하는 이유가 바로 여기에 있다.

"자연과 멀어지면 질병과 가까워진다"는 괴테의 말을 인용하며 자연친화적인 방법으로 몸과 마음을 다스리는 것이 모든 질병의 예방법이라고 전하는 대표적인 암 전문한의원 소우주 한의원의 조기용 원장을 의료인사이트에서 만나봤다.

조 원장은 "우리 몸은 구조, 기능, 마음으로 분류할 수 있는데 한의학에서는 이를 각각 정·기·신이라 한다."며 "구조적인 문제해결은 질병의 증상 해결에만 치중하는 것이 아니라 질병의 원인이 되는 몸의 구조적인 문제를 찾아 해결함으로써 증상이 저절로 회복되도록 돕는 것이고, 기능적인 문제해결은 구조를 이루는 기본인 기능은 영양과 밀접한 관계를 가지고 있으므로 생명론적인 식이요법의 지도와 해독, 배변, 양생 등 종합적으로 접근해야 한다."고 밝혔다. 또 스트레스로 인한 심리적인 요인도 회복될 수 있도록 도와야 한다며 "결국 몸을 이끄는 것은 마음으로 환자의 마음의 문제가 몸의 질병으로 나타난 것이므로 몸과 마음을 같이 다루어 근본적인 문제를 해결하고 건강한 세포가 재생될 수 있도록 도와야 한다."고 전했다.

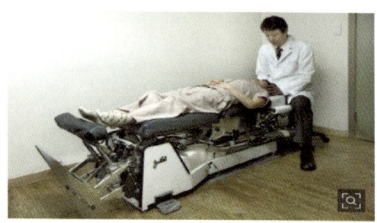

◇소우주한의원 추나치료중인 소우주한의원 조기용원장

어린시절 상악 송곳니덧니 난 것을 발치 후 오랜세월 척추분리증 및 신장염, 관절염으로 긴 투병생활을 하고 본인이 직접 겪었던 고통을 회상하며 전국의 명의들을 찾아다니며 치료를 받으면서 머리가 아닌 몸을 통해 깨달음을 얻었다는 조기용 원장은 추나요법을 통해 어긋난 몸의 구조를 맞추고, 청혈요법을 통해 몸에 쌓인 독소를 빼내며, 식이요법으로 현미잡곡밥과 생식 및 자연식을 통해서 평소 먹는 음식을 조절해 신체 안의 질병을 원천적으로 치료해 나갈 수 있다고 밝혔다. 이어 한의학 치료에서 가장 중요한 것은 바로 환자의 마음이라고 강조하며 "몸을 보면 그 사람의 과거를 알 수 있고 마음을 보면 그 사람의 미래를 알 수 있다"고 했다. "마음은 우리를 이끌어 나가는 존재로 긍정적 에너지가 가장 중요한 것이며 항상 희망적인 마음가짐으로 살아가야 한다"며 환자들에게 희망의 메시지를 전했다.

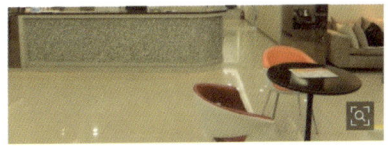

◇소우주한의원 데스크 및 로비

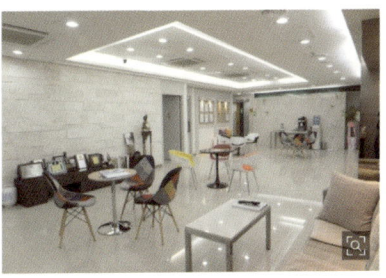

◇소우주한의원 로비전경

끝으로, 지속적인 연구로 얻은 지식을 소우주 아카데미를 통해 공유하며 한의사를 교육하는 한의사로 잘 알려진 조 원장은 양의학에 치우쳐있는 건강보험혜택에 대해 실질적인 의료혜택이 필요한 환자들을 위한 한방치료 보험재정 확립이 시급하다며 건강보험공단의 결단을 촉구했다.

한의학의 우수성과 치료에 대한 자부심을 드러내며 환자들의 편의를 위해 더 좋은 시설을 갖춰 새로운 곳에 터를 잡은 소우주 한의원은 한의학의 발전과 보급에 앞 장 서겠다는 포부를 밝혔다. 글로벌경제팀 yoonseo@sportschosun.com

▲ '억대연봉 볼륨녀' 이서현 '중요부위만 가린' 절개 수영복
▲ '짝' 허윤아, 과거 '19금 노출' 침대 위 속옷화보

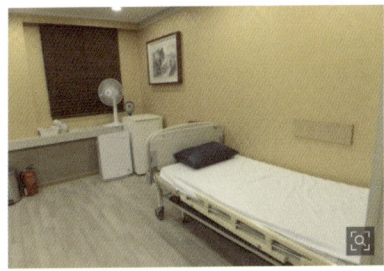

◇소우주한의원 입원실

기자가 만나본 조 원장은 "지금까지 환자들의 데이터를 바탕으로 암, 중증질환 등 양의학의 부족한 부분을 한의학이 채우기에 부족함이 없다"며 "체험밖에는 말로 설명할 방법이 없다"고 안타까움을 내비쳤다.

출처 : 스포츠조선

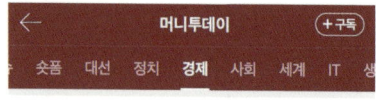

머니투데이

턱관절 장애, 노화 마지막 단계에 암 부를 수 있어

입력 2012.08.29. 오후 3:42   수정 2012.08.29. 오후 3:43

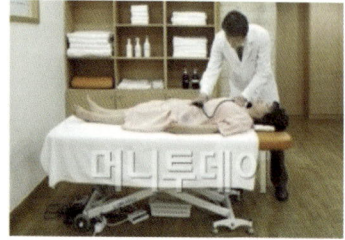

[머니투데이 이동오 기자]우리 신체는 뼈에 전달되는 하중이 적절하게 분산되어야 균형이 유지되는데 만약 한 쪽으로 균형이 어긋나면 우리의 두개골 위치가 중심을 잡기 위해 중심축에서 벗어나 어느 한 쪽으로 기울어지게 된다.

턱관절은 두개골과 아래 턱 사이에 있는 관절로 양쪽 귀 앞에 위치해 있는데 이 턱관절이 어떤 요인에 의해 어긋나면 전신에 다양한 문제를 불러오게 되는 것을 'TMJ(Temporo Mandibular Joint) 증후군'이라고 한다.

현대에는 장시간 앉아 있는 시간이 많기 때문에 목과 허리, 어깨 근육의 긴장이 늘고 있는데, 이것은 턱관절에 악영향을 미친다. 스트레스를 많이 받는 20~30대 젊은 층에서 TMJ 증후군 환자가 많은 이유도 이 때문이다.

턱관절 장애가 더 많이 진행되면 갑자기 입이 벌어지지 않고 턱관절 부분에 심한 통증을 느끼게 된다. 따라서 목이나 어깨가 뻣뻣하고 아픈 경우, 팔이나 손가락이 저린 경우, 식사 시나 하품할 때 턱관절에서 소리가 나거나 아픈 경우, 편두통, 요통, 어지러움의 경우, 여러 가지 검사를 받았으나 결과가 모두 정상이고 아무런 문제를 발견하지 못했다면 턱관절 질환을 의심해 보아야 한다.

특히 암환자나 중환자일수록 턱관절, 목뼈 1번, 2번, 두개골에 이상이 있는데 이것이 몸의 기능장애를 유발하여 노화가 진행되고 심할 경우 성인병, 난치병이 되며 결국 노화 마지막 단계에서 암이라는 질환으로 확산되기도 한다.

소우주한의원 조기용 원장은 "턱관절부터 바로 잡는 TMJ 치료를 통하여 신체의 구조와 기능의 정상화로 인한 면역체계의 강화와 다양한 보조치료와 덧붙여 치료하는 것이 암 치유 방법의 핵심"이라며 "병의 증상에만 치중하는 치료가 아닌 질병의 원인을 찾아내는 접근법을 통해 암 또한 한의원적으로 치료에 도움이 된다"고 말했다.

출처 : 머니투데이

'소우주요양병원' 조기용 원장이 밝힌 '중증·난치병 환자의 건강 관리법'

암 치료 후 관리, 병 근원 찾아 치유하는 것이 핵심

신체 교정과 해독으로 암 통증 완화 … 식이요법부터 해독·배변·양생 등 통합적 관리

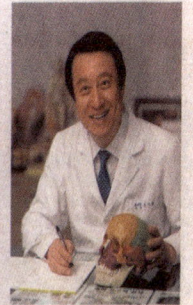

암 환자는 병에 대한 공포심과 함께 극심한 신체적 고통을 겪는다. 이럴 때일수록 환자 스스로 완치될 수 있다는 확신을 하는 것이 중요하다. 한방·양방 협진으로 중증·난치병 환자를 돕는 '소우주요양병원' 조기용 원장(한의학 박사)를 만나 '암 치료 후 관리법'에 대해 들어봤다.

피부암 극복한 모친 사례 들어

암은 생명을 위협하는 무서운 적이지만, 반대로 암을 극복하고 건강하게 생활하고 있는 사람들도 있다. 30년 동안 중증·난치성 환자 치료에 앞장서 온 '소우주요양병원' 조기용 원장은 암을 이기려면 먼저 병에 대한 편견을 버려야 한다고 말한다. 자신의 어머니도 2002년 피부암 진단을 받았지만 암을 극복해 82세까지 10년 이상 더 살았으며, 조 원장 본인은 17년간 척추분리증으로 투병했던 경험이 있기에 누구보다 환자와 가족의 마음을 잘 알고 있기 때문이다.

조기용 원장은 "한의학적 관점에서 암은 결과일 뿐 원인은 다른 곳에 있다고 본다. 전신 구조와 기능의 조화가 무너지면서 신체대사에 장애가 생기고, 이로 인해 독소가 배출되지 않고 몸 속에 쌓여 결국 피부로 드러나는 것이 피부암이라고 보고 있다"며 어머니의 암 투병 사례를 언급했다.

또, "어머니는 젊었을 때 두통과 불면증, 관절염이 있었고 노년에 고혈압과 당뇨가 있었다. 원인을 찾아보니 젊은 시절 충치 때문에 어금니를 뽑은 후, 그 빈자리를 그대로 두어 전체적으로 치아가 부실하고 이로 인해 턱 관절의 문제가 생기고 경추가 어긋난 것으로 진단됐다. 몸에 정기를 북돋워 주고 사기를 물리쳐 주는 '부정거사'와 몸 안에 쌓인 독을 몸 밖으로 빼내고 원기를 보충하는 '해독보원'의 한의학 원리에 따라, 몸의 구조와 기능을 바로잡고 해독요법으로 피를 맑게 해 면역을 높여 건강해지고 몸을 이겨냈다"고 밝혔다.

암 극복한 사람들의 공통점 주목

조기용 원장은 수많은 임상경험을 토대로 암을 극복한 사람들의 공통점을 발견했다. 스트레스 버리기, 잘못된 식생활 습관 교정하기, 자신의 몸 상태와 질병의 원인에 대해 자신만큼 바로 알고 그 병을 개선하기 위해 노력하고 실천하기가 그것이다.

조 원장은 "누구나 앞에 걸릴 수 있지만 같은 병에 걸렸더라도 그것을 이겨내는 방법은 제각각이다. 하지만 완치될 수 있다는 확신을 가지고 철저한 식단과 운동 계획, 암 치료 후 관리방법을 꾸준히 실천해야 한다. 특히 신뢰감을 주는 좋은 의사를 찾아 병 치료에 의지하는 것은 환자의 회복이나 병세 악화에 중대한 영향을 끼친다"고 설명했다.

실제로 투병생활을 했던 조 원장은, 자신의 병을 극복하기 위해 한의사가 되었고 식이요법과 교정에 관심을 갖고 연구해 1992년 '척추신경추나의학회' 설립 멤버로 참여하게 되었다는 사실에 주목해 치과 치료와 추나 치료를 병행해 병을 극복한 뒤, 환자 진료에도 이를 적극적으로 활용해 턱관절 문제를 해결할 보조 장치를 개발했다.

조 원장은 "특허와 의료보조기(상품명 NB, NBS)로 식약청(KFDA) 허가를 받아 턱 관절 문제가 심각하지 않은 환자는 이 보조 장치를 사용해 치료하고, 심각한 환자는 턱관절 전문 치과와 협진해 진료하고 있다"고 덧붙였다.

환자마다 다른 발병 원인 찾아 치료·관리

환자마다 암을 유발한 원인이 다르므로 질병의 원인을 찾아 적절한 관리를 병행해야 한다. 조 원장은 "흉재 검사를 임상에 활용하며, 조 원장은 신의료 기술로 신청된 생활구 검사는 손끝에서 채혈한 피를 받아 산소와 반응하지 않도록 10초 이내에 얇게 불 씌운 뒤 특수 현미경으로 관찰, 피 상태를 현미경으로 분석해 환자 치료의 근거와 확인 자료로 활용할 수 있다"고 설명했다.

이 외에도 "심장에서 나오는 생체신호를 분석해 몸 상태를 진단하고 예측하는 경락기능검사와 신체·감성·정신병인 상태를 파악하는 한방진단 즉 사진법(망 문 문 절), 생리·기능적 변화를 빠르게 판단하는 치열과 설진(혀를 통한 진단) 검사, 대체의학에서 활용되는 AK 등 기능진단 테스트까지, 다양한 문진을 통해 환자에게 맞는 적절한 치료와 관리가 중요하다"며 덧붙였다.

"인체 고유의 자연방어체계를 회복하는 과정이 곧 '질병 극복'이라는 게 조 원장의 설명이다.

피옥희 리포터 pickhee@naver.com

출처 : 강남서초 내일신문

함께 읽으면 좋은 **건강 도서** ①

우리집 건강 주치의, 〈내 몸을 살린다〉 시리즈 살펴보기

1. 비타민, 내 몸을 살린다
2. 물, 내 몸을 살린다
3. 영양요법, 내 몸을 살린다
4. 면역력, 내 몸을 살린다
5. 온열요법, 내 몸을 살린다
6. 디톡스, 내 몸을 살린다
7. 생식, 내 몸을 살린다
8. 다이어트, 내 몸을 살린다
9. 통증클리닉, 내 몸을 살린다
10. 천연화장품, 내 몸을 살린다
11. 아미노산, 내 몸을 살린다
12. 오가피, 내 몸을 살린다
13. 석류, 내 몸을 살린다
14. 효소, 내 몸을 살린다
15. 호전반응, 내 몸을 살린다
16. 블루베리, 내 몸을 살린다
17. 웃음치료, 내 몸을 살린다
18. 미네랄, 내 몸을 살린다
19. 항산화제, 내 몸을 살린다
20. 허브, 내 몸을 살린다
21. 프로폴리스, 내 몸을 살린다
22. 아로니아, 내 몸을 살린다
23. 자연치유, 내 몸을 살린다
24. 이소플라본, 내 몸을 살린다
25. 건강기능식품, 내 몸을 살린다

젊게, 건강하게, 오래오래 살고싶은 현대인들의 건강백서!

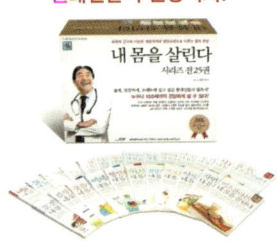

우리집 건강 주치의, 〈내 몸을 살리는〉 시리즈 살펴보기

1. 내 몸을 살리는, 노니
2. 내 몸을 살리는, 해독주스
3. 내 몸을 살리는, 오메가-3
4. 내 몸을 살리는, 글리코영양소
5. 내 몸을 살리는, MSM
6. 내 몸을 살리는, 트랜스터팩터
7. 내 몸을 살리는, 안티에이징
8. 내 몸을 살리는, 마이크로바이옴
9. 내 몸을 살리는, 수소수
10. 내 몸을 살리는, 게르마늄
11. 내 몸을 살리는, 혈행 건강법

각권 3,000원

〈내 몸을 살린다, 내 몸을 살리는〉 시리즈가 특별한 이유

1. 누구나 쉽게 접할 수 있게 내용을 담았습니다. 일상 속의 작은 습관들과 평상시의 노력만으로도 건강한 상태를 유지할 수 있도록 새로운 건강 지표를 제시합니다.

2. 한 권씩 읽을 때마다 건강 주치의가 됩니다. 오랜 시간 검증된 다양한 치료법, 과학적·의학적 수치를 통해 현대인이라면 누구나 쉽게 적용할 수 있도록 구성되어 건강관리에 도움을 줍니다.

3. 요즘 외국의 건강도서들이 주류를 이루고 있습니다. 가정의학부터 영양학, 대체의학까지 다양한 분야의 국내 전문가들이 집필하여, 우리의 인체 환경에 맞는 건강법을 제시합니다.

함께 읽으면 좋은 **건강 도서** ②

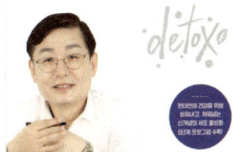

건강하게 살고 싶다면 디톡스
황병태 지음
240쪽 | 20,000원

해독요법
박정이 지음
304쪽 | 30,000원

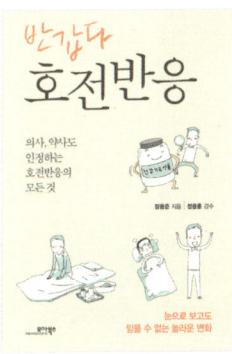

반갑다 호전반응
정용준 지음
108쪽 | 7,000원

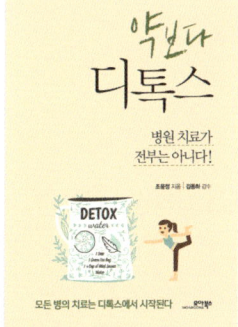

약보다 디톡스
조윤정 지음
136쪽 | 9,000원

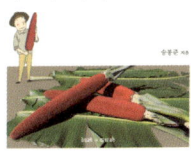

부아메라의 기적
송봉준 지음
144쪽 | 13,000원

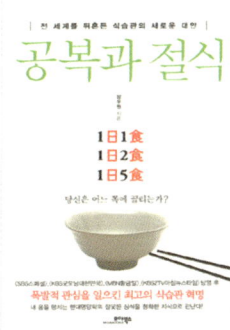

공복과 절식
양우원 지음
267쪽 | 14,000원

함께 읽으면 좋은 **건강 도서** ③

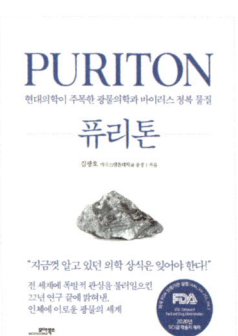

퓨리톤
김광호 지음
224쪽 | 22,000원

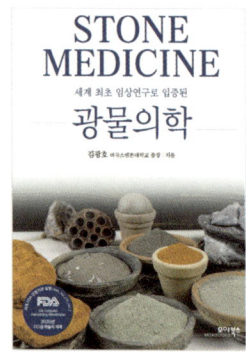

광물의학
김광호 지음
316쪽 | 25,000원

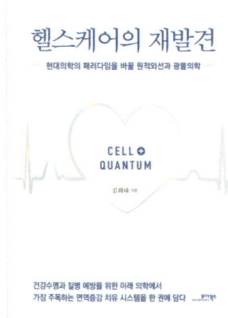

헬스케어의 재발견
김희태 지음
224쪽 | 18,000원

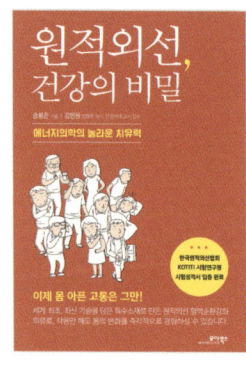

원적외선 건강의 비밀
송봉준 지음
144쪽 | 15,000원

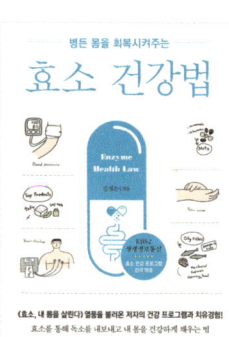

효소 건강법 (개정판)
임성은 지음
246쪽 | 15,000원

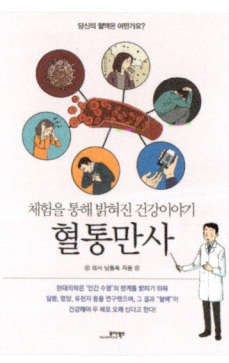

혈통만사
남동욱 지음
304쪽 | 17,000원

당신이 생각한 마음까지도 담아 내겠습니다!!

책은 특별한 사람만이 쓰고 만들어 내는 것이 아닙니다.
원하는 책은 기획에서 원고 작성, 편집은 물론,
표지 디자인까지 전문가의 손길을 거쳐
완벽하게 만들어 드립니다.
마음 가득 책 한 권 만드는 일이 꿈이었다면
그 꿈에 과감히 도전하십시오!

업무에 필요한 성공적인 비즈니스뿐만 아니라 성공적인 사업을 하기 위한 자기계발, 동기부여, 자서전적인 책까지도 함께 기획하여 만들어 드립니다. 함께 길을 만들어 성공적인 삶을 한 걸음 앞당기십시오!

도서출판 모아북스에서는 책 만드는 일에 대한 고민을 해결해 드립니다!

모아북스에서 책을 만들면 아주 좋은 점이란?

1. 전국 서점과 인터넷 서점을 동시에 직거래하기 때문에 책이 출간되자마자 온라인, 오프라인 상에 책이 동시에 배포되며 수십 년 노하우를 지닌 전문적인 영업마케팅 담당자에 의해 판매부수가 늘고 책이 판매되는 만큼의 저자에게 인세를 지급해 드립니다.

2. 책을 만드는 전문 출판사로 한 권의 책을 만들어도 부끄럽지 않게 최선을 다하며 전국 서점에 베스트셀러, 스테디셀러로 꾸준히 자리하는 책이 많은 출판사로 널리 알려져 있으며, 분야별 전문적인 시스템을 갖추고 있기 때문에 원하는 시간에 원하는 책을 한 치의 오차 없이 만들어 드립니다.

기업홍보용 도서, 개인회고록, 자서전, 정치에세이, 경제 · 경영 · 인문 · 건강도서

모아북스
MOABOOKS   문의 0505-627-9784

암, 반드시 낫는다

초판 1쇄 인쇄	2025년 06월 20일
1쇄 발행	2025년 07월 09일

지은이	조기용
발행인	이용길
발행처	모아북스

관리	양성인
디자인	이룸
홍보	김선아

출판등록번호	제 10-1857호
등록일자	1999. 11. 15
등록된 곳	경기도 고양시 일산동구 호수로(백석동) 358-25 동문타워 2차 519호
대표 전화	0505-627-9784
팩스	031-902-5236
홈페이지	www.moabooks.com
이메일	moabooks@hanmail.net
ISBN	979-11-5849-278-6 03510

· 좋은 책은 좋은 독자가 만듭니다.
· 본 도서의 구성, 표현안을 오디오 및 영상물로 제작, 배포할 수 없습니다.
· 독자 여러분의 의견에 항상 귀를 기울이고 있습니다
· 저자와의 협의 하에 인지를 붙이지 않습니다.
· 잘못 만들어진 책은 구입하신 서점이나 본사로 연락하시면 교환해 드립니다.

모아북스 는 독자 여러분의 다양한 원고를 기다리고 있습니다.
(보내실 곳 : moabooks@hanmail.net)

독讀 한 서평을 올려 주세요!

이 책 또는 이미 읽은 모아북스의 책이 있다면, 서평을 올려 주세요.
매월 10건의 우수 서평을 선별하여 모아북스 도서를 1권씩 보내 드립니다.

• 서평 이벤트 참여 방법
① 모아북스 책을 읽고 자신의 블로그나 SNS, 각 인터넷 서점 리뷰란에 서평을 올린다.
② 서평이 작성된 URL과 함께 moabooks@hanmail.net로 메일을 보내 응모한다.

• 서평 당선자 통보
매월 첫째 주에 해당 응모자의 메일로 연락 드립니다.

• 독자 여러분의 응원과 함께 더 나은 책을 만들 수 있도록 열심히 하겠습니다.